马大正50年
临证验案自选集

马大正 著

疑难重病会诊案

U0129986

全国百佳图书出版单位
中国中医药出版社
·北京·

图书在版编目（CIP）数据

疑难重病会诊案 / 马大正著 . —北京：中国中医药出版社，2022.9

（马大正 50 年临证验案自选集）

ISBN 978-7-5132-7713-6

Ⅰ.①疑… Ⅱ.①马… Ⅲ.①中医妇产科学 – 医案 – 汇编 – 中国 – 现代 Ⅳ.① R271

中国版本图书馆 CIP 数据核字（2022）第 131756 号

中国中医药出版社出版

北京经济技术开发区科创十三街 31 号院二区 8 号楼

邮政编码 100176

传真 010-64405721

河北品睿印刷有限公司印刷

各地新华书店经销

开本 787×1092 1/32 印张 8 字数 132 千字

2022 年 9 月第 1 版 2022 年 9 月第 1 次印刷

书号 ISBN 978-7-5132-7713-6

定价 35.00 元

网址 www.cptcm.com

服 务 热 线 010-64405510

购 书 热 线 010-89535836

维 权 打 假 010-64405753

微信服务号 zgzyycbs

微商城网址 https://kdt.im/LIdUGr

官 方 微 博 http://e.weibo.com/cptcm

天猫旗舰店网址 https://zgzyycbs.tmall.com

如有印装质量问题请与本社出版部联系（010-64405510）

自序

　　《马大正50年临证验案自选集》出版在即。此书对我来说，只是个人从医生涯的一个阶段性小结！

　　说是50年，其实只是一个约数，因为我真实的从医时间应从1969年开始。如此算来，应该已有54年了。

　　作为1949年生人，54年的从医经历不算短暂。我接触中医，还要从"文革"时期社会风行"一根针，一把草"治病说起。由于父母在运动中受到冲击，被运动边缘化的我开始对中草药感兴趣，尤其对中草药穴位外治法感到神奇。我买了许多中草药小册子，对相关内容做了札录。在知识青年支边大潮来临之前，母亲建议我学一点医学知识，说是今后或许用得着。我联系了在工人医院针灸科工作的表姐，有了3天暗中旁观的机会，因为当时"工宣队"已经进驻医院，私下带学

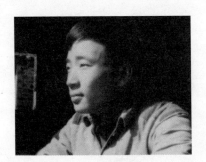

马大正青年照

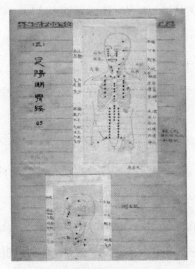

自己动手描摹的解剖穴位图

生是禁止的。1969年9月11日，读完高中一年级的我离开温州到黑龙江七台河特区东风公社万龙一队插队当农民。临走之前，我借用同学的一本针灸穴位小册子描摹了全身的经络穴位图，又向错划为"右派分子"的一位小学老师借来一部没有封面的承淡安的著作——《中国针灸学》，买了些针具，开始在自己身上试针，同时在生产队免费为农民医治疾病。

我的第一位病人，便是生产队卫生员的夫人，而这位卫生员在生产队里只是一个消炎药和止痛药的销售员。当我针到病除，解除了卫生员夫人的牙痛时，所有围观的村民都对我另眼相看。我每天坚持干完农活、晚饭之后免费为村民针灸，应诊者日渐增多。1970年秋夏之际的一场饮用水污染，导致村里痢疾大流行，虽然使用了特效药物氯霉素、痢特灵，但仍然有许多患者无法治愈。我运用学到的新针疗法，迅速治愈他们的病痛，一时名声大噪。用针灸能解决细菌感染性疾病，对我的触动很大。此后，我接触了更多北方农村的其他多发性疾病，用针灸解决了咳嗽、哮喘、慢性支气管炎、腰腿疼痛、头痛、胃痛、落枕、呃逆、急性肠胃炎、急性阑尾炎等疾病。而让我声名远播的，是我用针灸治愈了失明3年、丧失工作能力的71岁木匠李某，治好后他在月夜里已经可以看清空中的电线。他平日弃杖而行，就是为我免费打了活广告。我的事迹还在七台河特区广播了，求诊者更多，有来自邻县的农民。随着求医村民的增多，经过生产队"革委会"的讨论，让我有半天时间上门去为村民针灸治病，人们开始称我"马大夫"。

随着七台河特区的建制改为市，需要增加大量城市人口，由于我有行医特长，1972年被分配到七台河市粮食系统卫生所工作，从此开始参与医疗活动，病人以粮食搬运工人为主，接触到如腰部扭伤、关节疼痛等疾病，有时也用小儿推拿的方法为职工的子女治病。

1974年，我放弃全民所有制编制，作为集体所有制编制人员调回到温州市永嘉县罗溪公社卫生院工作，开始接触南方农村的许多流行性疾病。除了门诊、值夜班之外，还要在公社的山区巡回出诊，要开始做独当一面的医疗工作。我自学《实用内科学》，充实西医学知识。用中西医解决麻疹、腮腺炎、肺炎、肝炎、胆囊炎、胰腺炎等疾病，用中药治愈了痉挛性斜颈和牛痘疫苗所致眼睑牛痘案。

1977年10月21日，中国各大媒体公布了恢复高考的消息，中断10年的高考又要重新恢复，并透露本年度的高考将于一个月后在全国范围内进行。这次高考成为百万国人破除年龄、婚否、出身限制，而逆转命运的一次良机。我请假复习荒废了10年的从初中到高中一年级的课程，自学高二、高三的课程，便匆忙应试。考试分为初试与复试，初试淘汰了相当多的人，然后再参加复试。当年有570万考生走进曾被关闭了10年的高考考场，而全国大专院校录取的新生才27.3万人，录取率只有4.9%，包括4万名各类大专班录取的学生，创造了1952年实行统一高考以来最低的录取率，也是中国有了现代大学教育之后的最低录取率。结果我竟然考上了浙江中医学院（现浙江中医药大学）中医系，成为"文革"之后首届应试入学的大学生，从而改变了我的人生。我十分珍惜这来之不易的学习机会，由于我已经具备了一些临床实践的经验，因此在学习中对很多问题的理解有一定的优势。我1982年毕业，被分配到温州市中医院从事中医妇科工作。

1983年，我成为浙江省卫生厅指定的高级中医师吴国栋主任的学术继承人，为期3年。从老师的身上，我学到了辨证的正确和用药的精简，也目睹了经方治疗妇科疾病的奇特疗效，激发了我对妇科领域运用经方的兴趣。3年之后，我开始独立门诊，在认真踏实做好临床工作、不断提高诊疗水平的同时，我还充分利用所有的空余时间，读书、查资料，笔耕不辍，医学临床与写作相互促进，成为我有别于一般医师的特殊的进步历程。我先后编著了21万字的《中国妇产科发展史》（1991年由山西科学教育出版社出版），填补了国内中医专科史研究的空白；编著了50万字的《中医妇科临床药物手册》（1992年由安徽科学技术出版社出版），被国医大师许润三评价为国内"第一部从妇科角度编辑的中药学书籍，并具有很高的应用价值"；编著了47万字的《妇产科疾病中医治疗全书》（1996年由广东科技出版社出版）；15万字的《疑难疾病中西医结合攻略·子宫肌瘤》（2006年由上海科学技术出版社出版）；50万字的《全国老中医药专家马大正妇科医论医案集》（2006年由中医古籍出版社出版）；71万字的《妇科证治经方心裁——206首仲景方剂新用广验集》（2007年由人民卫生出版社出版）；90万字的《妇科用药400品历验心得》（2012年由人民卫生出版社出版）；200万字的《中医妇产科辞典》（2016年由人民卫生出版社出版）；25万字的《中医妇科水血学说》（2021年由中国中医药出版社出版），填补国内中医理论研究的一项空白。其中的《中国妇产科发展史》和《中医妇产科辞典》各写了8年，《中医妇科水血学说》的写作历时5年，7易其稿。发表医学文章112篇；开展学术讲座72次，其中赴德国讲座1次。1994年，赴日本参加第四届国际亚洲传统医学大会，日本汉方对仲景方剂的推崇和拓展应用让我开阔了眼界，使我逐渐转向仲景方剂在妇科领域拓展运用的研究，取得非凡成效。

由于认真研读历代妇产科文献，很好地掌握了妇产科理论，熟悉妇产科药物功效，了解各种妇产科疾病的诊疗手段，医技精进，开辟了许多妇产科疾病诊治的新思路、新方法，创制了许多临床效验方，应诊者接踵而来，会诊应接不暇，许多病种已超越妇产科范围。在医院内，年门诊量达到4万多号，独占鳌头。从1984年开始担任妇科副主任，1987年担任妇科主任，直到退休。1994～2002年任医院副院长，组建"马氏妇科"团队，成为浙南地区影响最大的中医妇产科医疗基地。

这次由中国中医药出版社出版的《马大正50年临证验案自选集》包括四个部分：①疑难重病会诊案：介绍本院或外院前来会诊的疑难重症医案；②难治病证案：介绍临床见到的难以治愈的病证医案；③少见病证案：介绍临床罕见病证的医案；④妙法巧治案：介绍灵活运用多种方法治愈的医案。

子曰："吾十有五而志于学，三十而立，四十而不惑，五十而知天命，六十而耳顺，七十而从心所欲，不逾矩。"如今我七十有四，当以"从心所欲，不逾矩"自勉！

马大正 🔳

2022年2月20日

目录

漏下1个月会诊案

金某，女，39岁。因"反复阴道出血1$^+$月"会诊。

会诊一： 2018年3月26日。患者现为顺产后9$^+$月，母乳喂养，产后胎盘残留行人工剥离，恶露3个月净，半年后月经来潮。平素月经周期30天，经期5天。1个多月前反复阴道出血，3月16日出血量增多如正常经量，现阴道出血量极少，白带夹血，色鲜红；胃纳可，便溏，夜寐欠安。生育史：2-0-1-2。3月6日辅助检查：B超检查，子宫内膜厚度4mm；促黄体生成素7.1mIU/mL，促卵泡生成素6.2mIU/mL，雌二醇166pmol/L，孕酮1.34nmol/L，睾酮1.63nmol/L，泌乳素990.5mIU/mL，促甲状腺素2.32mIU/L，游离甲状腺素13.1pmol/L，甲状腺过氧化物酶抗体正常。前医用填补冲任法治疗14剂无效。舌淡红，苔薄白，脉细。

中医诊断： 崩漏（气虚血陷）。

西医诊断： 功能失调性子宫出血。

治法： 益气缩宫止血。

方药： 生黄芪15g，党参15g，升麻6g，重楼30g，贯众炭30g，枳壳15g，马齿苋30g，荆芥炭10g，海螵蛸30g，藁本10g，炮姜6g, 3剂。

会诊二: 2018年3月27日。阴道出血已净, 偶见白带咖啡色, 今带下色白, 腰酸, 舌脉如上。

方药: 守上方, 加墨旱莲30g, 5剂。

【按语】西医有缩宫素用来促使子宫收缩, 达到止血的目的。中药也有促使子宫收缩的药物, 如方中的重楼、贯众炭、枳壳、马齿苋便是。

崩漏贫血21天会诊案

杨某, 女, 45岁。因 "阴道出血21天, 经量多, 经色鲜红" 收住本院, 治疗不效, 要求会诊。

会诊一: 2001年12月3日。症如上。下腹胀满不适, 面色苍白, 唇淡无华, 全身轻度水肿, 四末逆冷, 头痛乏力。B超检查提示子宫增大至66mm×58mm×66mm, 子宫肌瘤瘤体19mm×15mm。曾肌内注射丙酸睾丸酮针, 每次50mg, 连续5天无效。血红蛋白66g/L。舌质淡, 苔薄白, 脉沉细。

中医诊断: 崩漏 (脾肾阳虚)。

西医诊断: 子宫肌瘤, 失血性贫血。

治法: 温补脾肾, 益气止血。

方药: 真武汤加减。

淡附片5g, 炮姜5g, 茯苓10g, 白术10g, 炒白芍10g, 鹿角胶10g (烊冲), 荆芥炭10g, 党参15g, 炙黄芪12g, 淫羊藿12g, 巴戟天12g, 仙鹤草15g, 5剂。

会诊二: 2001年12月8日。进药1剂, 阴道出血明显减少, 进药2剂后阴道出血净。服用5剂后, 康复出院, 继续调理。

【按语】真武汤是《伤寒论》治疗"太阳病发汗, 汗出不解, 其人仍发热, 心下悸, 头眩, 身瞤动, 振振欲擗地"和"少阴病, 二三日不已, 至四五日, 腹痛, 小便不利, 四肢沉重疼痛, 自下利者, 此为有水气, 其人或咳, 或小便利, 或下利, 或呕者"的方剂。虽然与妇科血证无涉, 但因其具有振奋脾肾阳气的作用, 经常用于脾肾阳虚的崩漏, 且疗效甚佳。

崩漏5个月不止会诊案

毛某，女，21岁，未婚。因"行经5月余未净"，门诊医师见病情严重，未敢接诊，特地介绍，前来会诊。

会诊一： 2021年1月22日。患者初潮15岁，月经周期30天，经期7天。末次月经2020年8月底，至今未净，其间因血红蛋白过低住院3次，给予输血治疗3次。曾于温州医学院附属某院血液科住院检查治疗，排除血液病，出血没有控制，转妇科住院治疗，服用优思明无效。现仍服用优思明，每日1片。面色㿠白，精神可，无头晕，纳寐可，畏寒。近1个月的月经，早上量少，晚上量多夹块，色鲜。1个月前曾出现盗汗。2021年12月21日B超检查：子宫内膜厚度11mm。2021年12月25日输血后血常规检查：血红蛋白76g/L，降钙素原0.082ng/mL。2021年1月22日B超检查：子宫内膜厚度5mm，宫体三径之和11cm；急诊血常规检查：血红蛋白77g/L。舌淡嫩，苔薄白，脉芤。

中医诊断： 崩漏（气阴两虚）。

西医诊断： 青春期功能性子宫出血。

治法： 补气养阴止血。

方药: 生脉散加味。

方药: 党参30g,天冬15g,五味子15g,山茱萸30g,桑叶15g,阿胶10g(烊冲),糯稻根50g,仙鹤草30g,旱莲草45g,4剂。

会诊二: 2021年1月26日。阴道出血今净,盗汗消失,精神可,舌淡嫩,苔薄白,脉细。

方药: 守上方加味。

党参45g,天冬15g,五味子15g,山茱萸30g,桑叶15g,阿胶10g(烊冲),糯稻根50g,仙鹤草30g,旱莲草45g,生黄芪15g,4剂。

会诊三: 2021年1月29日。阴道出血3天,色深红。舌脉如上。

方药: 守1月22日方加味。

党参30g,天冬15g,五味子15g,山茱萸30g,桑叶15g,阿胶10g(烊冲),糯稻根50g,仙鹤草30g,旱莲草45g,重楼20g,鱼胶20g(调冲),桂圆20个,4剂。

会诊四: 2021年2月1日。阴道出血极少,擦拭方见,鲜红;舌脉如上。

方药: 守上方加味。

党参30g,天冬15g,五味子15g,山茱萸30g,桑叶15g,阿胶10g(烊冲),糯稻根50g,仙鹤草30g,旱莲草45g,重楼20g,

鱼胶20g（调冲），桂圆20个，贯众炭15g，海螵蛸15g，4剂。

会诊五： 2021年2月5日。阴道出血略增、色红，大便正常，纳欠。舌稍淡，苔薄白，脉细。

方药： 温经汤加味。

党参15g，当归6g，半夏9g，天冬10g，炒白芍10g，川芎6g，桂枝3g，丹皮炭10g，吴茱萸3g，桑叶15g，侧柏叶10g，炙甘草6g，4剂。

会诊六： 2021年2月9日。出血未净，2月8日量多夹大血块，唇干，无口渴，纳欠，嘱停服优思明。舌脉如上。

方药： 归脾汤加味。

党参15g，炙黄芪10g，炒白术10g，当归6g，木香5g，茯苓10g，远志10g，酸枣仁10g，阿胶10g（烊冲），仙鹤草20g，炙甘草5g，7剂。

会诊七： 2021年2月16日。阴道出血净2天，精神可，无不适。舌脉如上。

方药： 守上方，加鸡内金10g，7剂。

多糖铁胶囊，每次1片，每日2次，口服。

会诊八： 2021年2月23日。无阴道出血，舌脉如上。

方药： 守上方，加山楂10g，7剂。

会诊九： 2021年3月2日。阴道出血净16天，精神可，二便调，腰酸。舌脉如上。

方药： 八珍汤加味。

熟地黄15g，炒白芍10g，川芎6g，当归6g，党参10g，茯苓10g，炒白术10g，枸杞子12g，桑椹15g，山茱萸12g，杜仲12g，炙甘草5g，7剂。

六味地黄丸(大蜜丸)，一次1丸，一日2次。

会诊十： 2021年3月9日。阴道出血净23天，精神可，舌脉如上。

方药： 八珍汤加味。

熟地黄15g，炒白芍10g，川芎6g，当归6g，党参10g，茯苓10g，炒白术10g，鸡血藤15g，香附10g，益母草10g，菟丝子12g，炙甘草5g，7剂。

会诊十一： 2021年3月16日。末次月经2021年3月11~15日，量中。精神可。B超检查示子宫内膜厚度8mm，宫体58mm×42mm×61mm，左侧卵巢28mm×16mm，右侧卵巢32mm×16mm。舌脉如上。

方药： 黑逍遥散加味。

熟地黄10g，柴胡10g，当归9g，炒白芍10g，茯苓10g，炒白术10g，薄荷3g，香附10g，鸡血藤15g，益母草12g，生甘草5g，7剂。

会诊十二： 2021年3月23日。贫血貌，精神可，舌脉如上。

方药： 归脾汤加味。

党参15g，炙黄芪10g，炒白术10g，当归6g，木香5g，茯苓10g，远志10g，酸枣仁10g，仙鹤草20g，磁石15g，炙甘草5g，7剂。

多糖铁胶囊，每次1片，每日2次，口服。

会诊十三： 2021年3月30日。精神可，纳可。舌脉如上。

方药： 守上方，去仙鹤草，加磁石15g，桑椹12g，7剂。

会诊十四： 2021年4月6日。经将近。4月5日Hb：68g/L。舌脉如上。

方药： 八珍汤加味。

熟地黄15g，炒白芍10g，川芎6g，当归6g，党参10g，茯苓10g，炒白术10g，菟丝子15g，枸杞子15g，巴戟天12g，淫羊藿10g，炙甘草5g，7剂。

会诊十五： 2021年4月13日。末次月经4月7日~4月12日，量中等，无血块；精神佳，纳可，纳便正常。舌脉如上。

方药： 归脾汤加味。

党参15g，炙黄芪10g，炒白术10g，当归6g，木香5g，茯苓10g，远志10g，酸枣仁10g，仙鹤草20g，枸杞子10g，桑椹12g，炙甘草5g，7剂。

多糖铁胶囊，每次1片，每日2次，口服。

【按语】患者连续阴道出血5个月未止，服用优思明无效，贫血，为此住院3次，专门经过血液科检查，排除血液病，属于严重的崩漏症。根据其面色苍白、经色鲜红、盗汗、舌淡嫩、脉芤等现象，当为气阴不足、气不摄血、气血两虚之证，治疗首务在于止血。益气止血本为此案治疗大法，但气有余便是火，患者血色鲜红、盗汗，分明存在阴虚有火的问题，故不宜单纯益气，只宜通过补益气阴来止血。所以选用生脉散为主，加桑叶、糯稻根、旱莲草养阴清热止血，佐仙鹤草、山茱萸、阿胶者以加强止血功效。血止之后，以补益气血收功。

妊娠急性胃肠炎后胸闷心悸会诊案

林某，女，孕14周。因"急性肠胃炎后住院输液，胸闷心悸加重5天"要求会诊。

会诊一：2021年9月9日。患者近5天出现胸闷，心悸，头晕乏力，双上肢酸胀，麻木，恶心、纳差，口燥、口水多。面色黧黑，形容枯槁，坐轮椅，由门诊医师陪同前来会诊。夜寐不安，二便调。体重已下降10斤余,今测心率102次/分。9月4日B超示宫内单胎存活（13^{+5}周），胎心率偏快（185~188次/分）。9月7日超声心动图无明显异常；9月6日查血常规示血红蛋白104g/L,肝功能检查示谷丙转氨酶175U/L,谷草转氨酶58U/L。舌淡红,苔薄白,脉细数。

诊断： 妊娠脱证（气阴两虚）。

治法： 养阴益气,安神固脱。

方药： 生脉散加味。

红参6g（调冲），麦冬10g,五味子6g,茯苓12g,龙齿20g（先煎），盐少许,胡桃肉30g,4剂。

会诊二： 2021年9月13日。患者行走如常人,面富光泽,与前判若两人。诉药后精神大健,胸闷、心慌情况消除,胃纳大开,双上肢胀麻已除,唯偶脐周微痛,矢气多,每日需吸氧半小时。心率88次/分,胎心率143次/分。大便2日一解、成形。舌脉如上。

方药： 守上方,红参加至9g,加磁石15g,4剂。

会诊三： 2021年9月17日。精神良好,思维敏捷,诸症均除。测心率84次/分。胃纳续增,口微干。舌脉如上。

方药: 守上方, 去胡桃仁、盐, 加石斛10g, 5剂。

【按语】妊娠14周, 因急性肠胃炎吐泻之后, 元气、津液大伤, 以至出现上述一系列症状。当务之急是益心气, 补心阴以救脱。方用生脉散, 加茯苓、龙齿安神; 加胡桃肉益肾纳气, 以防胸闷加重发生哮喘; 盐合胡桃肉引药入肾, 同时也起到补充多种电介质的作用。

双胎妊娠反复阴道出血70天会诊案

金某, 女, 32岁。因 "胚胎移植术后91天, 双胎, 反复阴道出血2月余" 会诊。

患者自2017年1月30日起在我院住院保胎, 曾予黄体酮针、地屈孕酮片等保胎药物, 头孢哌酮钠舒巴坦钠针抗感染, 间苯三酚针、硫酸镁针抑制宫缩等治疗, 阴道出血时有反复。3月30日患者出血增多, 浸湿1片护垫, 排出2cm×2cm血凝块。予妇科检查: 外阴无殊; 阴道通畅, 血污; pH试纸检测变色明显。后予美罗培南静脉滴注预防感染治疗。现已孕15$^+$周, 阴道出血较前减少, 色黑, 质干, 如药渣样; 偶有下腹紧缩感, 每日2~3

次, 程度不剧; 无腹痛, 无发热。身体检查见下腹膨隆, 腹肌紧张, 宫底脐下一横指, 未及明显宫缩。

2017年3月30日辅助检查: C-反应蛋白<1mg/L。血常规: 白细胞$8.71×10^9$/L, 降钙素原0.024ng/mL。生化常规: 无殊。白带常规: 清洁度Ⅱ级。阴道分泌物培养: 阴性。2017年4月7日血常规: 白细胞$7.10×10^9$/L, 降钙素原0.025ng/mL, C-反应蛋白<1mg/L。2017年4月7日B超检查: 单胎, 胎儿双顶径32mm, 股骨长17mm, 羊水最深径约43mm, 宫腔内妊娠囊左前方及下方可见范围约100mm×20mm×57mm的不规则液暗区, 内可见少量絮状回声。宫颈长度约35mm。结论: 宫内单胎存活(孕约15周), 宫腔内液性暗区。

西医诊断: ①胚胎移植术后; ②先兆流产; ③子宫腺肌症; ④妊娠期甲状腺功能减退症(另见单); ⑤胎膜早破?

基本方药: 槲寄生15g, 杜仲15g, 升麻10g, 白及10g, 鹿角片10g, 仙鹤草20g, 荆芥炭10g, 黄芩炭10g, 地榆炭10g, 紫苏梗10g, 防风10g, 莲房10g, 龙骨30g(先煎), 姜炭5g, 椿根皮15g, 三七片3g, 淫羊藿10g, 山茱萸10g。

会诊一: 2017年4月11日。病史已悉, 阴道出血色或黯或略红，大便硬结如羊矢，口苦。舌淡红，苔薄白，脉细软。

中医诊断： 胎漏（瘀热气虚）。

治法： 化瘀清热，益气安胎。

方药： 大黄炭10g，三七5g（调冲），苎麻根50g，莲蓬10g，桑叶15g，蒲黄炭10g，生白芍15g，艾叶炭6g，阿胶10g（烊冲），太子参15g，生白术15g，糯米1撮，4剂。

铁皮枫斗晶，每次4包，每日2次，冲服。

会诊二： 2017年4月14日。药后排出血较多凝血块，B超复查示宫内液性暗区缩小至原来1/3（47mm×14mm×54mm），大便顺畅。舌淡红，苔薄白，脉细，较前有力。

方药： 守上方，去桑叶，加荷叶蒂10g，南瓜蒂1枚，4剂。

会诊三： 2017年4月19日。今日下午阴道出血已止，大便正常，纳可，下肢抽筋，2017年4月17日血常规检查示白细胞7.76×10⁹/L，降钙素原0.023ng/mL。C-反应蛋白<0.5mg/L。舌脉如上。

方药： 守上方，改生白芍为炒白芍30g，4剂。

会诊四： 2017年4月22日。今B超检查示宫内见54mm×9mm×42mm的不规则液暗区，宫腔内妊娠囊下方另可见17mm×8mm的液暗区，内透声欠佳（提示宫颈管积液可能）。闭合的宫颈管长度约26mm。结论：宫内单胎存活（约18周），宫腔内液暗区。

会诊意见： 阴道出血已基本控制，宫腔积血续减，无宫缩，宫颈长度26mm，无腹痛，无腰酸，大便顺畅，下肢抽筋。舌淡红，苔薄白，脉细软。

治法： 益气清热，化瘀安胎。

方药： 别直参6g（调冲），大黄炭6g，桑寄生15g，南瓜蒂1个，阿胶10g（烊冲），苎麻根30g，生白术15g，荷叶蒂10g，炒白芍30g，炙甘草6g，糯米1撮，4剂。

会诊五： 2017年4月26日。今B超检查：宫内见56mm×7mm×40mm的液暗区，宫颈长度约39mm。结论：宫内单胎存活（18$^+$周），宫腔积液。

腿抽筋消失，今日吃黄瓜、梨等食物后呕吐较剧烈，阴道出血色淡。舌淡红，苔薄白，脉细滑。

方药： 别直参6g（调冲），大黄炭6g，仙鹤草15g，南瓜蒂1个，炒白术12g，鹿角胶10g（烊冲），艾叶5g，荷叶蒂10个，糯米1撮（炒黄），5剂。

会诊六： 2017年5月2日。阴道出血已净，带下色白，呕吐消失，腰部微酸。舌淡红，苔薄白，脉细滑。

治法： 和血健脾，利湿安胎。

方药： 当归芍药散加味。

南瓜蒂1个，白术10g，当归6g，川芎5g，茯苓10g，泽泻10g，炒白芍15g，炒扁豆20g，炒山药15g，7剂。

2017年5月9日出院。

【按语】胎漏不止是形成堕胎的主要原因，但宫内又存在明显的积血，单纯止血不利于宫腔积血的消除，单纯化瘀不利于出血的控制，成为两难。因此，治疗上必须既化瘀又止血，唯有孰轻孰重的问题。该案开始以积血为重，偏重于化瘀而兼顾止血，在化瘀药物的选择上，也选择化瘀同时具备止血功效的药物，如大黄炭、三七、莲蓬、蒲黄炭。当大量瘀血从宫腔排出，止血成为主要矛盾时，治疗以止血为主，化瘀为辅，原来的太子参改为别直参，减少大黄炭的用量，删除三七、莲蓬、蒲黄炭。当阴道出血消失之后，用和血健脾、利湿安胎的当归芍药散加味善后。当前中医妇科病房保胎治疗普遍存在忌讳使用活血化瘀的药物，可谓投鼠忌器，成为影响保胎疗效的一大障碍。有瘀不化，出血未有已时。

双胎妊娠阴道出血17天增多4天会诊案

陈某，女，26岁。

冷冻胚胎移植技术（FET）后65天，12月30日晚19点起患者无明显诱因下出现阴道出血，初起为褐色点滴出血，后出血量转多，约浸湿1片护垫量，色红，伴腰酸不适。2019年12月31日入院。2019年12月28日辅助检查：血HCG（绒毛膜促性腺激素）141544.0mIU/mL，E_2>11010.00pmol/L，P171.400nmol/L。2020年1月15日B超：宫内双胎存活（双绒双羊，约14周）。其中胎儿A的心率156次/分，双顶径27mm，股骨长13mm，羊水最深前后径约32mm；胎儿B的心率162次/分，双顶径27mm，股骨长12mm，羊水最深前后径约30mm。宫腔积液25mm×13mm×22mm，41mm×8mm×36mm。2019年12月26日B超检查子宫动脉阻力指数示子宫动脉峰值流速：左79cm/s，RI 0.74，PI 1.59，S/D 3.86；右97cm/s，RI 0.82，PI 2.03，S/D 5.59。胎儿颈项透明层厚度（NT）示胎儿A1.5mm，胎儿B 2.4mm。

2019年12月31日应用间苯三酚针120mg，每日1次静滴，及服地屈孕酮片保胎治疗，其间阴道出血反复。

2020年1月12日13时左右，如厕时见鲜红色出血，如月经量，未见血凝块；小腹隐痛不适，无腰酸，无肛门下坠感。体检：宫底脐耻之间可触及微弱宫缩。多普勒听一胎心166次/分，另一胎心165次/分。予静滴间苯三酚针80mg+5%葡萄糖注射液250mL、5%氨甲环酸针0.5g+5%葡萄糖注射液250mL，抑制宫缩止血治疗。1月12日16：00，患者诉如厕时仍有鲜红色出血，较前减少，未见明显阴道排液，时有小腹紧缩感，无腰酸及肛门下坠感。体检：腹软，未触及明显宫缩。妇科检查：外阴无殊；阴道通畅，见少量暗红色血液；宫颈光滑。内诊暂缓。取分泌物行微生物检查。予急查B超及炎症指标，临时予服地屈孕酮片20mg。

1月12日18:00，患者目前阴道出血较前减少、暗红色，无小腹紧缩感，无腰酸，无肛门下坠感。体检：腹软，未触及明显宫缩。2020年1月12日急诊B超：子宫增大，宫内见两个胎儿，内见羊膜隔回声，两胎心胎动均可及。胎儿A：双顶径26mm，股骨长11mm，羊水最深前后径约43mm，胎盘附着于子宫前壁，厚约14mm，成熟度0级；胎儿B：双顶径25mm，股骨长11mm，羊水最深前后径约36mm，胎盘附着于子宫前壁，厚约17mm，成熟度0级，其下缘距宫颈内口>30mm。宫颈管长度约32mm，内口闭合。宫腔下段可见范围约17mm×6mm×44mm

无回声暗区，内透声佳。结论：宫内双胎存活（双绒双羊，约14周），宫腔少量积液。2020年1月12日血常规（急诊）：白细胞$10.90×10^9$/L，红细胞$4.28×10^{12}$/L，血红蛋白136g/L，淋巴细胞15.9%，中性粒细胞78.2%，中性粒细胞数$8.52×10^9$/L，平均血红蛋白浓度365g/L，红细胞分布宽度（SD）36.60fl，血小板分布宽度8.5fl，大血小板11.50%；2020年1月12日急诊检查：C反应蛋白3.00mg/L；2020年1月12日急诊检查：降钙素原定量检测0.034ng/mL。予以头孢哌酮舒巴坦钠2g+0.9%氯化钠100mL静脉滴注，每12小时1次，抗感染治疗。改地屈孕酮片20mg，口服，一日2次。

1月12日23:00，阴道出血较前减少、呈暗红色，偶有小腹紧缩感，暂停间苯三酚针，改予硫酸镁针40mL+5%葡萄糖注射液500mL，每日1次静滴，解痉保胎治疗。

1月14日仍有中等量淡粉色出血，患者静滴硫酸镁后胃肠反应较重，恶心呕吐明显。硫酸镁注射液减为20mL+5%葡萄糖注射液静滴。告知患者反复阴道出血，不排除宫内感染、胎膜早破、胎死宫内等情况。

疾病史：既往子宫腺肌症病史数年，未予正规治疗。

手术史：2019年3月因"子宫内膜囊肿"行"左侧卵巢子宫

内膜囊肿剥除术、子宫内膜息肉摘除术",具体不详。

末次住院方药:续断15g,桑寄生15g,杜仲15g,菟丝子15g,苎麻根30g,太子参15g,黄芪15g,仙鹤草20g,地榆20g,牡蛎30g(先煎),荆芥炭10g,夜交藤20g,黄芩炭10g,龙骨30g(先煎),山药10g,补骨脂10g,白及15g,炮姜5g。

会诊一:2020年1月15日。因住院期间大量出血邀请会诊。2020年1月15日B超示宫内双胎存活(双绒双羊,约14周)。胎儿A:心率156次/分,双顶径27mm,股骨长13mm,羊水最深前后径约32mm。胎儿B:心率162次/分,双顶径27mm,股骨长12mm,羊水最深前后径约30mm。宫腔积液25mm×13mm×22mm,41mm×8mm×36mm。

现病史:1月12日阴道大量出血,与经量相当,住院治疗后,出血略减,只能卧床解大小,倦怠,起床气喘口干。舌淡红,苔薄白,脉细软。

中医诊断: 妊娠血崩(气阴两虚)。

治法: 益气养阴,凉血止血。

方药: 生脉散加味。

别直参12g(调冲),五味子6g,麦冬10g,苎麻根30g,竹茹

10g, 仙鹤草30g, 阿胶10g(烊冲), 炒白术15g, 2剂。

铁皮枫斗晶, 4包, 一日2次。

会诊二: 2020年1月17日。阴道出血十减其七, 腹胀, 便软, 纳欠, 舌脉如上。

方药: 守上方加木香3g, 槟榔3g, 2剂。

铁皮枫斗晶, 4包, 一日2次。

会诊三: 2020年1月20日。阴道出血净已2天, 暂停硫酸镁针, 傍晚腹胀, 大便软顺, 矢气难, 精神佳, 纳可。舌淡红, 苔薄白, 脉细。

方药: 别直参10g(调冲), 炒白术15g, 小麦30g, 仙鹤草30g, 炒山药15g, 木香3g, 薤白10g, 阿胶10g(烊冲), 3剂。

铁皮枫斗晶, 4包, 一日2次。

会诊四: 2020年1月23日。阴道极少量出血、色淡红, 腹胀略减, 大便顺, 精神可。舌淡红, 苔薄白, 脉细。

方药: 别直参10g(调冲), 阿胶10g(烊冲), 炒白术15g, 地榆20g, 槐花20g, 桂圆20个, 仙鹤草30g, 薤白10g, 槟榔5g, 6剂。

铁皮枫斗晶, 4包, 一日2次。

会诊五: 2020年1月29日。阴道出血时多时少, 色鲜红, 无块。予间苯三酚针160mg+葡萄糖250mL静滴。小腹隐痛发胀，大便硬、条状，傍晚嗳气，泛酸，吐泡沫，腰酸胀，鼻塞。舌淡红，苔薄白，脉滑。

方药： 太子参30g，苎麻根45g，旱莲草30g，桑叶15g，竹茹12g，淡豆豉10g，瓦楞子30g，生白术50g，蔻仁5g（冲），阿胶10g（烊冲），2剂。

铁皮枫斗晶，4包，一日2次。

会诊六： 2020年1月31日。患者阴道出血稍减少、色淡粉，大便转软，腹胀，矢气多，口苦、口酸、口干，嗳气，口吐泡沫，咽痒。

方药： 守上方加减。

太子参30g，苎麻根45g，旱莲草30g，桑叶10g，竹茹12g，淡豆豉10g，生白术50g，蔻仁5g，阿胶10g（烊冲），海螵蛸20g，佛手6g，仙鹤草30g，3剂。

会诊七： 2020年2月3日。昨停间苯三酚针。阴道出血陆续减少，色淡红，夹带，带下增多2天，色白；纳可，大便稍改善，小腹胀。舌淡红，苔薄白，脉滑。

方药： 太子参25g，生白术50g，生扁豆20g，芡实30g，海螵蛸15g，槐花15g，地榆15g，阿胶10g（烊冲），侧柏叶10g，蔻仁3g（冲），3剂。

会诊八： 2020年2月6日。阴道出血减少，带下亦少，呕吐胃酸，口水多，嗳气，鼻塞流涕，大便颗粒状。舌淡红，苔薄白，脉滑。

B超检查： 宫内双胎存活（A、B分别约17周4天、18周）。胎儿A示心率138次/分，双顶径39mm，股骨长24mm，羊水最深前后径约48mm；胎儿B示心率154次/分，双顶径41mm，股骨长24mm，羊水最深前后径约43mm。

方药： 防风10g，荆芥6g，生扁豆30g，芡实30g，海螵蛸20g，生白术50g，生山药30g，佛手10g，甘松10g，阿胶10g（烊冲），地榆15g，槐花15g，4剂。

会诊九： 2020年2月10日。B超示宫内双胎存活（A、B分别约17周4天、18周），子宫增大，宫内见两个胎儿，内见羊膜隔回声，两胎心胎动均可及。胎儿A示位于宫腔左下方，心率138次/分，脐动脉S/D3.44，双顶径39mm，头围155mm，腹围107mm，股骨长24mm。胃泡可见，膀胱可见，脊柱及四肢可见，羊水最深前后径约48mm。胎盘附着于子宫前壁，厚约30mm，成熟度0级，其下缘距离宫颈内口>20mm；胎儿B示位于宫腔右上方，心率154次/分，脐动脉S/D3.60，双顶径41mm，头围153mm，腹围126mm，股骨长24mm。胃泡可见，膀胱可见，脊柱及四肢可见，羊水最深前后径约43mm。胎盘附着于子宫前壁，厚约20mm，成熟度0级。子宫胎盘周边见数处液性无回声，最大范围约40mm×9mm，内见光点样回声沸动（血窦）。宫颈管长度36～40mm，宫颈内口闭合。阴道出血已净，带下除，胃酸减，鼻塞，大便颗粒状，腹胀，矢气难。舌淡红，苔薄白，脉滑。

方药：生扁豆15g，生白术50g，生山药50g，麦芽30g，蔻仁5g（冲），苏梗10g，佛手10g，甘松10g，瓦楞子30g，女贞子10g，杞子12g，3剂。

2020年2月13日随访，未见阴道出血。

【按语】"试管婴儿"和双胎妊娠子宫出血的概率要比自然妊娠和单胎妊娠的高，出血量同月经，自然流产的概率更高。根据病情，生脉散中的参或者选用别直参，或者用剂量大的太子参或党参；苎麻根、旱莲草、桑叶、竹茹都是清虚热，凉血止血的药物，出血势头控制之后，改用健脾清热止血的药物善后。

胎动不安阴道出血量多16天会诊案

范某，女，31岁。患者因"胚胎移植术后17周，反复阴道出血伴腰酸2月余"入院。

体格检查: 体温36.9℃; 脉搏80次/分; 呼吸18次/分; 血压130/80mmHg。神清, 精神可, 甲状腺不肿, 两肺呼吸音清, 未及啰音, 心律齐, 未及病理性杂音。腹软, 无压痛及反跳痛, 两下肢不肿, 神经系统检查无殊。舌质淡红, 苔薄白, 脉细滑。宫底脐下二横指, 宫体质软, 胎心157次/分, 未及明显宫缩。

2017年12月6日辅助检查: 妊娠(中晚孕)。B超检查: 子宫增大, 宫腔内见一胎儿回声, 胎头位于母体耻骨联合上方。双顶径39mm, 股骨长23mm, 羊水最深前后径约42mm。心率154次/分, 胎动可见。胎头颅骨光环可见, 胃泡可见, 膀胱可见, 脊柱及四肢长骨可见(不包括手指足趾)。胎盘附着于子宫后壁, 成熟度0级, 其下缘距宫颈内口约28mm。宫颈管长约34mm, 宫颈内口闭合。结论: 宫内单胎存活(约17周)。

中医诊断: 胎动不安(气血两虚)。

西医诊断: ①先兆流产; ②胚胎移植术后。

会诊目的: 患者现孕18⁺周, 曾因"先兆流产、胚胎移植术后"住院, 好转后出院。12月1日出现较多阴道暗红色出血, 伴下腹隐痛不适, 再次入院。予口服地屈孕酮片、静滴间苯三酚针及氨甲苯酸针后，阴道出血减少呈咖啡色、淋漓不净，腹痛仍存呈阵发性，服用米雅BM片、麦滋林颗粒、午时茶颗粒、四次中药汤剂治疗，症状未见缓解。末次中药有黄柏5g，生白芍30g，黄连3g，升麻10g，蒲公英10g，桑寄生15g，龙骨30g（先煎），炙甘草5g，砂仁3g（杵冲），杜仲15g，太子参15g，苏梗10g，续断15g，菟丝子15g，黄芪15g，生白术20g，牡蛎30g。为求进一步诊治，特请会诊！

会诊一：2017年12月16日。病史已悉，阴道出血16天未净，血量多，需用卫生巾，色青黑色；腹痛，小腹及腰部冷，大便软频。舌淡红，苔薄白，脉滑。

中医诊断：胎动不安（脾肾阳虚）。

治法：温脾肾安胎。

方药：鹿角胶10g（烊冲），炮姜5g，淡附片3g，淫羊藿12g，仙茅10g，菟丝子12g，红参10g（调冲），炒白术10g，3剂。

会诊二：2017年12月18日。阴道出血略减，用护垫即可，出血偶见红色；小腹、腰冷稍减，大便软、日解1次。舌脉如上。

方药：守上方，淡附片加至5g，加仙鹤草20g，3剂。

会诊三：2017年12月21日。阴道出血减半，小腹腰冷明显减轻，大便成形，自觉精神改善，无腹痛，舌脉如上。

方药: 守上方, 淡附片加至6g, 红参加至15g, 3剂。

会诊四: 2017年12月26日。阴道出血续减, 小腹、腰冷续见好转, 大便成形。昨晚左少腹隐痛。舌淡红, 苔薄白, 脉细。

方药: 小建中汤加味。

桂枝6g, 炒白芍12g, 炙甘草6g, 生姜3片, 红枣5个, 饴糖30g(冲), 红参15g(烊冲), 荆芥炭10g, 仙鹤草20g, 阿胶10g(烊冲), 3剂。

会诊五: 2017年12月29日。阴道少许出血、色暗红, 小腹冷。舌脉如上。

方药: 温肾安胎汤(自拟方)。

鹿角片10g, 淫羊藿15g, 山药15g, 阿胶10g(烊冲), 巴戟肉12g, 荆芥炭10g, 仙鹤草20g, 续断10g, 菟丝子15g, 桑寄生15g, 莲房10g, 杜仲10g, 3剂。

会诊六: 2018年1月2日。阴道少许咖啡色血, 小腹冷痛。舌淡红, 苔薄白, 脉细。

方药: 温肾安胎汤加味。

鹿角片10g, 淫羊藿15g, 山药15g, 阿胶10g(烊冲), 巴戟肉12g, 荆芥炭10g, 仙鹤草20g, 续断10g, 菟丝子15g, 桑寄生15g, 莲房10g, 杜仲10g, 饴糖30g(冲), 红参10g(调冲), 3剂。

会诊七: 2018年1月5日。阴道出血净,腰酸,小腹偶冷、隐痛。舌淡红,苔薄白,脉细滑。

方药: 守上方,4剂。

会诊八: 2018年1月9日。无阴道出血。

【按语】胎漏出血不止,需要辨证论治,对血色的辨证尤为重要。患者出血色黑,小腹、腰冷,当属脾肾阳气不足,气不摄血,治疗宜温脾肾止血,故用鹿角片、淫羊藿、山药、巴戟肉、续断、菟丝子、杜仲益肾,加桂、附、姜助阳,脾肾阳气充足,涩血有权,出血便减少。而阴道出血色由黑转红,是阴寒散去、阳气渐复的向愈表现,最后用温肾安胎汤善后。由于每位患者对于药物的反应存在差异,故治疗过程中附子的用量循序渐进,免犯《素问·五常政大论》中大毒、常毒、小毒、无毒治病的禁戒。当前中医妇科病房保胎治疗普遍存在忌讳使用温热的药物,有热能动血之虑,这成为影响保胎疗效的一大障碍。当热不热,出血无有已时。

胎动不安宫腔积血1个月会诊案

包某,女,28岁。因"孕16⁺⁴周,反复阴道出血29天,宫腔积液,住院治疗未愈"要求会诊。

会诊一: 2021年3月30日。阴道少量出血色暗,伴下腹坠痛;小腹阵发变硬,日达4~5次;腰背痛,矢气多,无阴道排液,纳欠,便秘如羊屎。舌淡红,苔薄腻,脉细。B超提示宫腔积液62mm×26mm×31mm。

中医诊断: 胎动不安(调理冲任)。

治法: 扶正气,散滞气。

方药: 十三太保方加味。

当归5g,川芎5g,厚朴3g,艾叶3g,黄芪3g,荆芥3g,川贝5g,菟丝子3g,炒枳壳2g,羌活2g,甘草3g,炒白芍6g,香附炭5g,荔枝核5g,3剂。

会诊二: 2021年4月2日。大便后仍有少量暗红色出血,平时未见阴道出血,自觉偶有下腹部紧缩不适,腰背痛减轻,大便正常。舌脉如上。

方药: 守上方,4剂。

会诊三: 2021年4月6日。阴道出血续减,大便正常,恶心。舌脉如上。

方药: 守上方,去荔枝核,加砂仁5g(杵冲),3剂。

会诊四： 2021年4月9日。症如上，舌脉如上。

方药： 守上方，去香附炭，加大腹皮5g，3剂。

会诊五： 2021年4月12日。宫腔积液减少4/5，大便正常，出血减少，矢气多。今日B超：孕19周，胎心率146次/分，双顶径43mm，头围165mm，股骨长28mm，腹围158mm，羊水液暗区49mm，宫腔积液60mm×6mm×30mm。舌淡红，苔薄白，脉细。

方药： 十三太保方加味。

当归5g，川芎5g，厚朴3g，艾叶3g，黄芪3g，荆芥3g，川贝5g，菟丝子3g，炒枳壳2g，羌活2g，甘草3g，炒白芍6g，仙鹤草30g，荔枝核6g，7剂。

会诊六： 2021年4月19日。阴道出血减少、褐色，便秘，矢气多，舌脉如上。

方药： 十三太保方加味。

当归5g，川芎5g，厚朴3g，艾叶3g，黄芪3g，荆芥3g，川贝5g，菟丝子3g，炒枳壳2g，羌活2g，甘草3g，炒白芍6g，荔枝6个，炒莱菔子6g，阿胶10g，4剂。

会诊七： 2021年4月23日。昨天阴道出血已净，今阴道极少褐色出血，偶有小腹隐痛，今大便软频，舌脉如上。

方药: 守上方, 去莱菔子, 加诃子6g, 3剂。

会诊八: 2021年4月27日。阴道出血已净4天, 无不适。今日B超示宫内单活胎, 孕21周, 胎心胎动可及, 宫腔积液消失。舌脉如上。

方药: 参苓白术散。

党参15g, 茯苓10g, 炒山药15g, 白扁豆15g, 炒白术10g, 砂仁5g(杵冲), 薏苡仁20g, 桔梗3g, 陈皮9g, 炙甘草6g, 7剂。

【按语】十三太保方原名无忧散, 是一张历代用来安胎, 以每味药物剂量少而出名的方剂。对于此方的解释, 莫衷一是, 但只要对证, 确实有效。该方出自《增补内经拾遗方论·卷四种子论》, 由宋代骆龙吉著, 明代刘浴德、朱练订补。

胎漏、腹泻40天会诊案

郑某, 女, 33岁。因 "孕7周, 阴道出血伴腹泻40天住院治疗未愈" 要求会诊。其余住院资料从略。

会诊一: 2019年7月1日。患者40天前出现腹泻, 日行2次, 常为水泻, 肛门坠胀, 腰痛; 伴阴道出血、色暗黑, 无腹痛。体检无殊。2019年6月28日B超检查示宫腔内可见妊娠囊回声，大小约35mm×12mm×39mm，囊内可见卵黄囊，直径4.3mm，胚芽回声长约20mm，可见原始心管搏动。舌淡红，苔薄白，脉细软。

中医诊断：胎漏腹泻（脾肾阳虚）。

西医诊断：先兆流产，消化功能紊乱。

治法：温补脾肾，止泻安胎。

方药：附子理中汤加味。

淡附片5g，炮姜9g，党参20g，炒白术10g，炙甘草6g，艾叶6g，鹿角胶10g（烊冲），仙鹤草15g，赤石脂15g，2剂。

会诊二：2019年7月3日。昨日下午腹泻停止，肛门坠胀已除，阴道出血未止、色暗，腰痛减轻。舌淡红，苔薄白，脉细滑。

方药：守上方，加补骨脂10g，2剂。

会诊三：2019年7月5日。大便成形，阴道出血甚少，几乎难以辨认。舌淡红，苔薄白，脉细滑。

方药：守上方，4剂。

会诊四：2019年7月9日。阴道出血已净4天，大便稍软，肠鸣，舌脉如上。

方药: 守上方, 加木香5g, 4剂。

【按语】腹泻日久, 脾气日虚, 脾不统血, 故胎漏不止。治疗重在止泻, 不在止血。由于患者水泻, 阴道出血暗黑, 舌淡红, 脉细软, 辨证属于脾肾阳虚, 故选用附子理中汤为主方加味治疗。《名医别录》称附子"堕胎, 为百药长", 故对于妊娠病, 许多人都望而却步。然而, 对于脾肾阳虚、腹泻胎漏的患者, 附子为首选, 舍此而求他, 无异于弃楠木而搋榛柴。当前中医妇科病房保胎治疗普遍存在忌讳使用"有毒"药物, 不求以此邀功, 唯恐因而招祸, 避而不用, 成为影响保胎疗效的一大障碍。

妊娠下腹胀痛宫腔积血会诊案

李某, 女, 27岁。因"停经14^{+3}周, 腰酸半天"入院。

2021年1月29日本院相关检查: 早期唐氏综合征产前筛查示低风险; NT1.9mm。LA(狼疮抗凝物)、ANA(抗核抗体)、ACA(抗心磷脂抗体)均为阴性。

2021年2月22日, B超检查: 子宫增大, 宫内见一胎儿, 胎心、胎动可及, 心率160次/分, 双顶径25mm, 股骨长11mm,

胃泡可见，颅骨光环完整，羊水中等量；胎盘附着于子宫后壁，厚20mm，成熟度0级，其下缘达宫颈内口。宫腔内妊娠囊周围可见两处液暗区，范围分别约66mm×59mm×64mm、64mm×25mm×40mm，透声欠佳，可见絮状回声。宫颈管长约29mm，呈闭合状态。左子宫动脉峰值流速98cm/s，RI0.74，S/D3.85；右子宫动脉峰值流速94cm/s，RI0.74，S/D3.88。检查结果：妊娠（中孕），宫内单胎存活（约13周），宫腔积液。

2021年3月9日B超：宫腔内见一胎儿回声，胎心搏动和胎动可见。胎心率158次/分，双顶径34mm，头围124mm，股骨长18mm，腹围94mm，口唇因胎龄关系显示不清，胃泡可见，膀胱可见，脊柱回声连续，羊水液暗区最厚为37mm；胎盘位于子宫后壁，厚24mm，0级，胎盘下缘达宫内口边缘；宫腔内妊娠囊周围见液性暗区，范围约96mm×25mm×84mm，透声差。宫颈管长度36~38mm，闭合状态。

检查结果：妊娠（中晚孕），宫内单活胎，如孕15周5天。

生育史：0-0-0-0。住院42天，下腹时有胀痛，宫腔积血不消，要求会诊。

会诊一： 2021年3月11日。住院42天，下腹胀或有刺痛，矢气少，宫腔积血如上，无恶阻，纳可，大便每日一解、质软。舌稍红，苔薄白，脉细弦。

中医诊断： 妊娠腹胀；宫腔积液（气血不调）。

治法： 调气和血。

方药： 荔枝5个（连壳、核、肉），砂仁5g（杵冲），香附5g，乌药5g，枳壳3g，当归6g，川芎6g，莲房10g，炒白术12g，4剂。

会诊二： 2021年3月15日。下腹胀、刺痛感明显减轻，口渴、口糜。舌尖稍红，苔薄白，脉细。

方药： 荔枝5个（连壳、核、肉），砂仁5g（杵冲），香附5g，乌药5g，枳壳6g，当归9g，川芎9g，莲房10g，炒白术12g，升麻10g，3剂。

会诊三： 2021年3月19日。阴道曾少许出血，褐色，即净。下腹胀，大便难解，口渴、口糜。舌脉如上。

方药： 荔枝5个（连壳、核、肉），莲房10g，当归6g，川芎6g，枳壳6g，生白术30g，大腹皮6g，生地黄12g，天仙藤6g，4剂。

会诊四： 2021年3月23日。无阴道出血，下腹胀减轻，口渴减轻，大便正常、每日一解。B超宫内单活胎，孕17^{+6}周，胎盘下缘局限性液暗区，41mm×22mm×53mm，血窦？积液？宫颈管长度32mm，闭合状态。脐动脉S/D5.75。经会诊治疗，患者宫腔积血吸收甚快，要求今日出院门诊治疗，舌脉如上。

方药： 荔枝5个，荔枝核5个，莲房10g，当归6g，川芎6g，枳壳6g，生白术20g，大腹皮6g，生地黄12g，天仙藤6g，鸡内金6g，7剂。

会诊五： 2021年3月29日。脐周隐痛，便溏，纳欠。舌脉如上。

方药： 黄芩汤合平胃散加味。

炒黄芩10g，炒白芍10g，炙甘草6g，炒苍术9g，厚朴10g，陈皮9g，六神曲10g，木香5g，薤白10g，4剂。

会诊六： 2021年4月6日。宫腔积血消失，大便成形。

【按语】对于妊娠气滞腹胀，同时伴有阴道出血的患者，行气药物容易导致出血增多。此时荔枝是我的首选药物。荔枝核和壳味甘、微苦，性温，功能理气止痛、祛寒散滞。荔枝味甘，性温，功能补益肝脾。故在治疗妊娠腹胀时，单纯行滞气，我用荔枝核，若攻补兼施，我用全荔枝。

妊娠便秘、腹胀、腹痛1周会诊案

叶某，女，30岁。因"孕15周，腹胀腹痛1周住院治疗未愈"

要求会诊。

患者在外院住院，故原始病史从略。

会诊一： 2019年7月16日。患者平素月经不规则，周期30～60天，经期5天，末次月经3月31日来潮。常年大便秘结，1周前无明显诱因下出现腹痛腹胀，在西医妇产科住院治疗后腹痛缓解。现腹胀明显，大便秘结呈颗粒状、色黑，矢气难，胃纳差，口苦，反酸，嗳气明显。腹部叩诊：升结肠至横结肠呈鼓音。舌淡红，苔腻，脉细滑。

中医诊断： 腹胀（气滞热结）。

西医诊断： 结肠胀气。

治法： 通腑行气，消滞除满。

方药： 小承气汤加味。

制大黄5g，厚朴10g，枳实5g，炒莱菔子10g，槟榔6g，生白术50g，木香6g，2剂。

会诊二： 2019年7月18日。药后排出宿便若干，昨天解便3次、成形，矢气已易，下腹隐痛消除，上腹胀减。舌淡红，苔薄白，脉细滑。

方药： 制大黄3g，厚朴12g，枳壳10g，炒莱菔子12g，槟榔

10g，木香10g，乌药6g，大腹皮6g，生白术50g，麦芽30g，4剂。

会诊三： 2019年7月22日。大便正常，腹胀基本消失，胃纳欠佳，夜难入寐，易醒，舌脉如上。

方药： 守上方，大腹皮加至10g；加酸枣仁15g，鸡内金10g，4剂。

会诊四： 2019年7月26日。大便正常，胃纳增加，嗳气多。舌淡红，苔薄白，脉滑。

方药： 制大黄3g，厚朴12g，枳壳10g，炒莱菔子12g，槟榔10g，苏梗10g，沉香3g（后入），降香5g，麦芽30g，4剂。

【按语】妊娠期间，由于激素的作用，肠道蠕动减弱，胎儿长大压迫肠道，都成为形成便秘的原因。一旦便秘形成，肠腔积气，当下则下，当行则行。当前中医妇科病房保胎治疗，普遍存在忌讳使用泻下药物，恐有堕胎之虞；更忌讳泻下与行气药物并用，以致有病难除，成为影响保胎疗效的一大障碍。

妊娠下腹胀、阴道出血、宫腔出血会诊案

杨某，女，25岁。

胚胎移植术后12^{+3}周，因为供精妊娠，家庭存在纠纷，经常吵架生气。阴道出血1次，曾经住院治疗，阴道出血控制之后出院。出院1周，因下腹紧缩感半天，宫腔积液难消，持续明显增多，两侧少腹胀，于2020年7月29日第二次入院。

7月20日B超检查：子宫增大，宫内见一胎儿，胎心、胎动可及，胎心率156次/分；双顶径27mm，股骨长12mm，羊水最深前后径约42mm；胎盘附着于子宫后壁，厚度18mm，成熟度0级，其下缘覆盖宫颈内口。宫腔底部羊膜腔外见范围约47mm×15mm×51mm液性暗区，内透声欠佳。宫颈管长度约30mm，宫颈内口闭合。检查结果：宫内单胎存活（约14周），宫腔积液。

7月21日B超检查：宫内单胎妊娠如孕14周，宫腔积液。宫内见一胎儿回声，脊柱排列规则，胎心搏动及胎动可见。双顶径27mm，股骨长14mm，羊水深度34mm，胎盘位于后壁，功能0级。宫腔下段宫颈内口处可见范围约22mm×6mm×20mm的液暗区，宫腔底部可见范围48mm×14mm×49mm液暗区。

7月28日B超检查：宫内单胎妊娠如孕15周，宫腔积液。宫内见一胎儿回声，脊柱排列规则，胎心搏动及胎动可见。双顶径32mm，股骨长16mm，羊水深度47mm，胎盘位于后壁，功能

0级。宫下段宫颈内口处可见范围约23mm×7mm的液暗区,宫腔底部可见范围60mm×21mm×40mm液暗区。住院期间使用补益的安胎药物治疗。

会诊一: 2020年7月30日。现每晚两侧少腹发胀,无阴道出血。生育史: 0-0-1-0, 2020年1月胚胎移植术后生化妊娠1次, 2015年人工流产1次。舌淡红,苔薄白,脉细滑、弦。

中医诊断: 妊娠胞阻(胞宫虚寒,冲任气阻)。

治法: 温经止血,调气安胎。

方药: 胶艾汤加味。

熟地黄15g,炒白芍10g,川芎6g,当归6g,阿胶9g(烊冲),艾叶6g,炙甘草6g,香附炭6g,荔枝核6g,乌药3g,蒲黄炭6g,4剂。

会诊二: 2020年8月4日。腹胀已除,自觉腹围明显缩小,大便稍干,易醒,乏力。D-二聚体0.99mg/L。B超检查示宫腔积血42mm×17mm。舌淡红,苔薄白,脉细软。

方药: 守上方,加党参15g,炙黄芪12g,酸枣仁15g,6剂。

会诊三: 2020年8月10日。无腹胀,偶觉少腹抽感。舌脉如上。

方药: 胶艾汤加味。

熟地黄15g，炒白芍10g，川芎6g，当归6g，阿胶9g（烊冲），艾叶6g，炙甘草6g，砂仁5g（杵冲），荔枝5枚（吃肉，壳、核入煎），杜仲12g，柏子仁15g，4剂。

会诊四： 2020年8月14日。患者今日出院，无腹胀，二便正常，门诊继续调理。8月13日B超示宫内单活胎如孕17^{+4}周，宫腔积液：39mm×12mm×49mm，S/D5.40。

方药： 胶艾汤加味。

川芎6g，艾叶6g，阿胶9g（烊冲），炙甘草6g，当归6g，炒白芍10g，熟地黄15g，砂仁5g（杵冲），香附炭6g，杜仲12g，菟丝子12g，7剂。

【按语】患者的发病与生气直接相关，故除了阴道出血之外，两侧少腹发胀，是其主要症状之一。在使用《金匮要略》治疗胞阻的胶艾汤之外，必须加用调气、行气的药物，一是解除临床腹胀的症状，二是通过调气、行气药物，达到气行则血行，消除宫腔积血的效果。用药4剂，腹胀即消，腹围缩小，宫腔积血吸收，效果十分明显。当前中医妇科病房保胎治疗普遍存在忌讳使用行气的药物，有气行则血动之虑，这成为影响保胎疗效的一大障碍。主管医师承认，患者多次提及腹胀症状，都没有引起注意。当滞气不行,宫腔积血非但难消,还可能有增无减。

妊娠宫腔积血2个月会诊案

石某,女, 27岁。

2016年8月27日患者孕34天,晕倒跌仆后B超检查,发现宫腔积血,怀疑宫角妊娠,入住某院。10月12日B超复查示宫腔积血26mm×32mm×52mm。口服地屈孕酮片并卧床休息,10月28日B超复查示单胎存活,宫腔积血36mm×48mm×78mm,子宫肌瘤11mm×12mm×13mm。10月27日辅助检查: D- 二聚体0.84mg/L,血小板聚集功能ADP88.8%,AA90.4%。生育史: 0-0-1-0(生化妊娠)。

会诊一: 2016年10月29日。患者现仍住某院治疗,要求中药保胎。无阴道出血,偶有头晕,纳差,寐可,二便调。舌淡红,质胖,苔薄白,脉细软。

中医诊断: 胎动不安(外伤型)。

西医诊断: 早孕,宫腔积血。

治法: 和血止血,益气安胎。

方药: 当归芍药散加味。

方药: 当归5g, 川芎5g, 白芍10g, 泽泻10g, 茯苓10g, 白术10g, 三七3g(调冲), 白及10g, 大黄炭6g, 太子参15g, 莲蓬10g, 3剂。

铁皮枫斗精, 每次4包, 每日2次冲服。

会诊二: 2016年11月1日。腹胀, 舌脉如上。

方药: 守上方, 加丹参炭10g, 赤小豆15g, 4剂。

铁皮枫斗精, 服法同上。

会诊三: 2016年11月5日。无腹胀, 大便稍干, 舌脉如上。

方药: 守10月29日方, 大黄炭加至9g, 加丹参10g, 7剂。

会诊四: 2016年11月12日。11月8日查B超检查示胎儿双顶径30mm, 股骨长15mm, 胎心搏动正常, 心率171次/分, 宫腔积血24mm×51mm×74mm。舌脉如上。

方药: 守上方, 加佛手10g, 7剂。

会诊五: 2016年11月19日。胃隐痛, 舌脉如上。

方药: 守上方, 加甘松10g, 7剂。

会诊六: 2016年11月26日。无不适, 舌脉如上。

方药: 守上方, 7剂。

会诊七: 2016年12月3日。孕19周。B超复查示胎儿约孕

18周，双顶径41mm，股骨长24mm，胎心胎动可见，宫腔积血未见。

【按语】这是一位在西医医院住院保胎的患者，因为宫腔积血逐渐增多，又患有子宫肌瘤，治疗无效，故要求会诊。从病史分析，又有癥瘕，又见胎漏，属于《金匮要略》中的"癥痼害"，为瘀血作祟，治疗必须活血兼安胎。当归芍药散是一张既可活血，又可安胎的方剂，以此为基础方进行治疗，收到意想不到的效果。中西医的保胎方法存在很大差异，尤其是中医活血化瘀的方法，成为保胎的一大优势和特色。

母儿血型不合数堕胎会诊案

南某，女，30岁。因"2次死胎（分别于妊娠5个多月和7个多月）行引产术"要求会诊。

会诊一： 2007年3月7日。患者血型为O，丈夫血型为B，Ig抗B效价1：512。平时月经正常，经前、经期无不适，带下不多，纳寐、二便正常。末次月经2月25日来潮，子宫内膜厚度7mm，右侧卵泡13mm×11mm。舌淡红，苔薄白，脉细。

中医诊断： 数堕胎（血瘀血热）。

西医诊断： 母儿血型不合胎死宫内。

治法： 活血化瘀，清热凉血。

方药： ACA（抗心磷脂抗体）1号方（自拟方）。

丹参10g，益母草15g，莪术10g，牡丹皮10g，赤芍10g，炒栀子10g，苎麻根20g，茯苓10g，山药15g，土茯苓15g，生地黄15g，10剂。

坤灵丸，一次15丸，一日2次，口服。

会诊二： 2007年3月17日。基础体温36.8℃，无不适，舌脉如上。

方药： 守上方，加旱莲草15g，7剂。

会诊三： 2007年3月26日。月经未潮，血绒毛膜促性腺激素206.28mIU/mL，Ig抗B效价1:512。舌脉如上。

方药： 守上方，7剂。

绒毛膜促性腺激素针，每日1000U肌内注射，连续10天；叶酸片，每日0.4mg口服。

会诊四： 2007年4月2日。3月29日性激素检查示雌二醇1189.0pmol/L，孕酮85.6nmol/L，绒毛膜促性腺激素

930.59mIU/mL，TORCH（一组病原微生物的英文名称缩写）阴性。外感咽痛，流涕色绿，舌脉如上。

治法：辛凉解表。

方药：桑菊饮加味。

桑叶10g，菊花10g，杏仁10g，连翘6g，薄荷5g（后入），桔梗6g，甘草5g，苇根15g，荆芥10g，蝉蜕5g，4剂。

会诊五：2007年4月6日。咳嗽有痰、色绿，多涕。4月2日性激素检查示孕酮80.7nmol/L，绒毛膜促性腺激素5116.23mIU/mL。舌脉如上。

方药：竹茹10g，芦根15g，瓜蒌皮10g，杏仁10g，前胡10g，牛蒡子10g，薄荷5g（后入），淡豆豉10g，茯苓10g，苎麻根15g，炒黄芩6g，木蝴蝶4g，4剂。

会诊六：2007年4月16日。B超检查示宫内活胎约7周大小。胃脘不适。4月6日性激素检查示孕酮71.9nmol/L，绒毛膜促性腺激素22999.57mIU/mL；4月13日性激素检查示孕酮82.9nmol/L，绒毛膜促性腺激素91708.8mIU/mL。舌脉如上。

治法：益肾清热和胃。

方药：桑寄生15g，杜仲10g，续断12g，菟丝子12g，黄芩6g，苎麻根15g，白术10g，旱莲草15g，白芍10g，半夏10g，佛手柑6g, 蔻仁5g(冲), 茵陈6g, 陈皮10g, 茯苓10g, 14剂。

会诊七: 2007年4月26日。足跟疼痛, 恶心, 舌脉如上。

方药: 守上方, 加山药15g, 白扁豆20g, 7剂。

会诊八: 2007年5月7日。B超检查示宫内活胎2个月大小, 4月25日测Ig抗B效价1:512强, 无不适, 舌脉如上。

治法: 活血化瘀, 清热安胎。

方药: ACA2号方(自拟方)。

益母草20g, 桑寄生15g, 半夏9g, 白术20g, 赤芍10g, 茵陈10g, 炒栀子10g, 苎麻根20g, 茯苓10g, 山药15g, 土茯苓10g, 佛手柑10g, 7剂。

此后, 均以ACA2号方不变加味, 连续进药56剂。其间, 5月30日测Ig抗B效价1:512强; 5月28日B超检查示宫内活胎约13周。

2007年7月2日以后, ACA2号方连续服用84剂。检测Ig抗B效价1:256; 7月25日测Ig抗B效价1:256; 8月23日测Ig抗B效价1:512; 7月23日B超检查示宫内活胎5个月大小; 8月20日B超检查示宫内活胎近6个月大小; 9月10日B超检查示宫内活胎6.5个月大小; 9月18日B超检查示宫内活胎近7个月大小。无不适, 舌脉如上。

2007年9月27日。产前检查示雌三醇13.6ng/mL, 三维B超宫内单胎存活，孕29周，臀位。Ig抗B效价1：256。

此后连续服用ACA2号方35剂。

2007年11月7日。血压检测示138/74mmHg，舌脉如上。

方药：ACA2号方加钩藤15g（后入），珍珠母30g（先入），7剂。

2007年11月14日。血压检测：126/78mmHg，Ig抗B效价1：156，无不适，舌脉如上。

方药：守上方，续进7剂。

2007年11月26日正常分娩一体重7斤的健康女婴。

【按语】母儿血型不合是导致孕妇反复流产的原因之一。ACA1号方、ACA2号方是我创制的治疗磷脂抗体综合征、母儿血型不合等因素引起的自然流产方剂，具有清热活血、益肾安胎的功效。1号方用于妊娠之前，2号方用于妊娠之后。

梦交胎漏3个月合并遗传性凝血因子V缺陷症会诊案

李某，女，34岁。因"孕14周，频繁梦交致阴道出血伴宫缩感"，于2020年4月7日入院，经治疗未愈要求会诊。

患者自妊娠起至今,平均每周梦交1~2次,导致宫缩、阴道出血。近一周因此不敢入睡,心烦,畏风,今阴道少量出褐色血液,纳便正常,倦怠无力。

既往确诊"遗传性凝血因子V缺陷症",曾多次因经血不止输血浆治疗。2020年3月24日检测凝血功能:血浆凝血酶原时间37.7秒↑,凝血酶原时间国际标准化比值3.97↑,活化部分凝血活酶时间119.5秒↑。2020年4月7日B超检查:孕囊下方积液38mm×16mm×51mm。

本院病房西药治疗:间苯三酚针120mg,静脉滴注,每日1次;琥珀酸亚铁片每日1片,口服;碳酸钙D_3咀嚼片每日1片;4月9日输入A型新鲜冰冻血浆。

本院病房中药治疗:续断15g,桑寄生15g,杜仲15g,菟丝子15g,生白芍15g,党参20g,黄芪20g,炒白术10g,升麻5g,炙甘草3g,柴胡10g,当归3g。

会诊一: 2020年4月13日。病史如上,梦交屡发,胆战心惊,阴道仍流少量褐色血液,数月未止。舌淡红,苔薄白,脉细。

中医诊断: 胎漏(肾虚血热),梦交(心火偏旺)。

西医诊断: 先兆流产, 遗传性凝血因子V缺陷症。

治法: 重镇安神, 清心滋阴, 益气安胎。

方药: 银镯1只(代水), 龙骨20g(先煎), 竹茹15g, 木贼10g, 墨旱莲30g, 龟甲胶10g(烊冲), 炒栀子10g, 炒黄芩10g, 太子参15g, 3剂。

会诊二: 2020年4月16日。阴道出血净2天, 寐酣, 无梦交出现, 食少脘胀, 恶心。舌淡红, 苔薄白, 脉细软。

治法: 重镇安神, 滋阴止血, 健脾理气。

方药: 银镯1只(代水), 龙齿15g(先煎), 龟甲胶10g(烊冲), 太子参15g, 茯苓10g, 炒白术10g, 炒扁豆15g, 佛手6g, 甘松10g, 半夏9g, 蔻仁3g(杵冲), 4剂。

会诊三: 2020年4月20日。阴道出血净6天, 虽每日有梦, 但无梦交, 今日出院, 怕风头痛, 舌脉如上。

方药: 守上方, 加荆芥6g, 淡豆豉6g, 4剂。

【按语】中国妇女与西方妇女迥然不同, 通常妊娠之后均会停止性生活。一旦原先建立起来的性生活规律被打破, 性要求受到压制, 就容易出现梦交现象。梦交本身并不可怕, 如果引起子宫兴奋性收缩, 导致子宫出血, 甚至流产, 后果就十分严重。根据分析，患者属于肾虚血热，心火偏旺型，故治疗重镇安神、清心滋阴、益气安胎的方法。银器止血安胎，首见于唐代《经效产宝》中，出现的频次颇多，经我使用，效果甚佳。由于它具有重镇安神的作用，故通过宁心安神，控制梦交的发生。方中的龙骨与银镯协同以重镇安神，竹茹、栀子、黄芩清心降火。由于方药对证，故效如桴鼓。

妊娠剧吐1个月会诊案

曾某，女，30岁。2018年10月23日因"停经12周，恶心呕吐1月余"入院。

患者孕后2月出现恶心呕吐，吐出物为胃内容物，每日6~7次，曾先后2次于某医院住院治疗，予以静脉补液、补钾、肌内注射黄体酮针，以及中药等对症治疗，症状时有反复转至我院诊治。入院时，每日呕吐2~3次，呕吐物为胃内容物，食入即吐，呕吐酸水。10月22日外院肝功能检查：谷丙转氨酶69U/L，谷草转氨酶44U/L，谷氨酰转移酶17U/L，碱性磷酸酶56U/L，血清总胆红素16.7μmol/L，直接胆红素9.8μmol/L，总蛋白57.5g/L，白蛋白32.1g/L。总胆汁酸3.4μmol/L。10月22日某医院尿常规检查：尿酮体（++++）。现患者饮入即吐，每日呕吐3~5次，呕吐胃内容物及酸水，口干欲饮，口中苦涩，胃中隐痛，饥不敢食，常觉咽部有痰，无嗳气。曾予补液（每日3000mL），中药用连苏饮合乌贝散：海螵蛸20g，枇杷叶9g，紫苏梗10g，竹茹9g，芦根15g，浙贝母10g，瓦楞子20g，砂仁5g（杵冲），黄连3g，5剂。煎用方法：每日1剂，水煎2次，两汁混合，共取汁300mL，浓缩成150mL，保留灌肠，症状无好转。10月22日辅助检查：谷丙转氨酶69U/L，谷草转氨酶44U/L，谷氨酰转移酶17U/L，碱性磷酸酶56U/L，血清总胆红素16.7μmol/L，直接胆红素9.8μmol/L，总蛋白57.5g/L，白蛋白32.1g/L。10月22日B超检查：宫腔内见胎儿回声，头臀长46mm，见胎动胎心。结论：宫内早孕，单胎，活胎。

10月29日尿常规检查：尿酮体（++++），红细胞24/μL。血气分析：酸碱度7.41，二氧化碳分压28.1mmHg，氧分压93.0mmHg，血浆碱剩余–6.17mmol/L，血钾3.5mmol/L，血钠129.3mmol/L，血氯100.9mmol/L，血钙1.00mmol/L。舌淡红，苔薄黄，脉弦滑。

会诊一：2018年10月29日。病史如上。舌略红，苔微黄，脉细滑。

中医诊断: 妊娠恶阻(寒热中阻)。

西医诊断: 妊娠剧吐。

治法: 温清并进,和胃降逆。

方药: 半夏泻心汤加减。

半夏9g,炒黄芩5g,干姜5g,党参15g,炙甘草6g,黄连3g,制大黄5g,代赭石30g,3剂。

浓煎少饮、频饮。

会诊二: 2018年11月2日。恶阻好转,呕吐次数减少,昨起未呕吐。舌淡红,苔薄白,脉细滑。

方药: 守上方,代赭石加至45g,3剂。

会诊三: 2018年11月5日。进药后,恶阻仍存,但较前缓解,呕吐次数减少,呕吐胃内容物后呕吐痰饮,无呕吐酸水,今减少补液1000mL。11月5日肝功能检查:谷丙转氨酶52U/L,谷草转氨酶38U/L;尿酮体(++++)。舌脉如上。

方药: 守上方,加菊花10g,钩藤12g,3剂。

因口服后呕吐,改为浓煎药,保留灌肠。

会诊四: 2018年11月9日。呕吐消失,咽痛,可少许进食白粥。舌脉如上。

方药: 守上方,加桔梗5g,4剂。

浓煎药，保留灌肠。

会诊五：2018年11月13日。呕吐消失，可以少量进食，口干。舌淡红，苔薄白，脉细。

方药：守上方，去桔梗，加芦根12g，6剂。

中药浓煎，频饮。

会诊六：2018年11月19日。已停止所有输液4天，闻异味时感恶心，无明显呕吐。11月15日测尿酮体阴性。11月19日肝功能检查示谷丙转氨酶36U/L，谷草转氨酶21U/L。今日要求出院。舌淡红，苔薄白，脉细滑。

方药：守上方，加苏梗15g，7剂。

中药浓煎，频饮。

【按语】该案病房辨证与我的辨证相近，但是方药和用药途径有出入。我的关键用药有大黄和代赭石。大黄具有清热和胃、降逆止吐的作用，取其下通不上逆的道理；代赭石性重，镇坠，具有良好的降逆作用。我的用药途径除了通常的口服之外，还有浓煎少饮、频饮，以及浓煎保留灌肠，以适应临床病情的变化。

妊娠终日吐口水会诊案

陈某，女，32岁。因"孕12⁺周，全天吐口水"要求会诊。

会诊一： 2021年1月28日。患者月经2020年12月3日~2021年1月8日，因阴道出血住院，予以保守治疗。现无阴道出血，无腹痛，轻微腰酸，但全天口水多，晨起自觉咽中有痰，难咳，干呕，口酸，纳欠，腹胀，无反酸嗳气，大便一二日解1次、稍软，寐浅短，醒后难以入睡。舌淡红，苔薄白，脉细滑。

诊断： 妊娠恶阻（脾寒气逆）。

治法： 温脾摄涎，降逆止呕。

方药： 益智仁12g，半夏12g，川椒3g，藿香9g，佩兰9g，砂仁5g（杵冲），4剂。

另： 益智仁10g，半夏10g，4剂。使用颗粒剂，研细后用生姜汁调敷脐。

会诊二： 2021年2月2日。今日下午已不吐口水，胃纳稍增，寐好转，小便清长，饮水稍增，口水减少，夜晚较多，泡沫样，口酸、干呕除，晨起有痰，大便日解1次、不成形、质软。舌脉如上。

方药: 益智仁12g, 半夏12g, 川椒3g, 藿香9g, 佩兰9g, 砂仁5g (杵冲), 干姜3g, 4剂。

敷脐同上。

会诊三: 2021年4月8日。下午已不吐口水, 晚上吐口水, 舌脉如上。

方药: 守上方, 加紫苏6g, 4剂。

敷脐同上。

【按语】妊娠治病, 口服药物在所难免, 然而对于妊娠呕吐患者, 对于口服药物无法接受, 忍无可忍。此时药物的外治方成为一种可靠有效的补充方法, 值得大力推广。虽然治疗方法有异, 但是殊途同归。

妊娠恶阻伴背冷2个月会诊案

陈某, 女, 32岁。因 "FET (胚胎移植) 术后, 恶心呕吐1个月余" 于10月23日入院。予中药方半夏泻心汤加味: 姜半夏10g, 黄芩10g, 黄连5g, 干姜10g, 党参15g, 炙甘草6g, 煅石决明30g, 龙骨30g (先煎), 吴茱萸3g, 夜交藤10g, 紫苏梗15g。西医予补液2000mL对症治疗, 无明显疗效, 前来会诊。

会诊一: 2019年11月21日。患者现呕吐不止, 食物吐尽, 呕吐酸水、胆汁, 口水不绝, 日吐一次性纸杯至少5杯; 嗳气不多, 口或苦或酸; 口干, 渴不敢饮, 仅饮少许热水; 多清涕, 身冷畏风, 背冷如一手掌大, 便软, 因呕吐或口渴每夜需醒数次。舌淡红, 苔薄白、水滑, 脉弦滑。

诊断: 恶阻身冷(痰饮内停)。

治法: 温化痰饮, 调和肝胃。

方药: 苓桂术甘汤合小半夏汤加味。

茯苓10g, 桂枝9g, 炒白术10g, 炙甘草6g, 半夏12g, 生姜3片, 瓦楞子50g(先煎), 黄连5g, 吴茱萸3g, 4剂。

会诊二: 2019年11月25日。呕吐减轻, 呕吐物减半, 不再吐胆汁; 口酸, 嗳气, 涕较稠, 咳痰。背冷已除, 夜间口干、欲饮, 便软。舌淡红, 苔薄白, 脉细滑。

方药: 守上方加减。

茯苓10g, 桂枝12g, 炒白术10g, 炙甘草6g, 半夏12g, 生姜3片, 瓦楞子50g, 黄连5g, 吴茱萸3g, 陈皮15g, 3剂。

会诊三: 2019年11月28日。呕吐减半, 因散步疲劳, 阴道少许出血、色深红，呕吐口水减半，胃酸多，舌脉如上。

方药：守12月11日方加味。

茯苓10g，肉桂5g，炒白术10g，炙甘草6g，半夏12g，生姜3片，瓦楞子50g，黄连5g，吴茱萸3g，炮姜5g，海螵蛸20g，4剂。

会诊四：2019年12月2日。阴道出血净已3天，呕吐继续减半，口水明显减少，胃酸减，嗳气，舌脉如上。

方药：守上方加味。

茯苓10g，肉桂5g，炒白术10g，炙甘草6g，半夏12g，生姜3片，瓦楞子50g，黄连5g，吴茱萸3g，海螵蛸20g，细辛2g，苏梗12g，4剂。

会诊五：2019年12月5日。口吐口水1杯，胃凉、饱胀，日呕吐1次，仅几口食物，大便或软，嗳气难，舌淡红，苔薄白，脉细。

方药：苓桂术甘汤合小半夏汤加味。

茯苓10g，肉桂6g，炒白术10g，炙甘草6g，半夏12g，生姜3片，吴茱萸5g，陈皮20g，细辛3g，4剂。

会诊六：2019年12月10日。多食之后呕吐稍增，口水稍多，脘胀，纳欠，舌脉如上。

方药：守上方加味。

茯苓10g，肉桂6g，炒白术10g，炙甘草6g，半夏12g，生姜3

片，吴茱萸5g，陈皮20g，细辛3g，厚朴6g，藿香6g，3剂。

会诊七： 2019年12月13日。无呕吐，恶心，口水减少。舌淡红，苔薄白，脉细滑。今日予出院。

方药： 守12月5日方加味。

茯苓10g，肉桂6g，炒白术10g，炙甘草6g，半夏12g，生姜3片，吴茱萸5g，陈皮20g，细辛3g，瓦楞子50g，7剂。

【按语】《金匮要略》称："夫心下有留饮，其人背寒冷如手大。"这是仲景关于人体反射区最早的表述。因系寒饮所致，故选用温阳化饮的五苓散治疗。

妊娠恶阻呕吐胆汁血液禁食1周会诊案

郑某，女，26岁。2018年8月14日因"停经38天，腰酸半天"，拟诊"先兆流产，异位妊娠待排？复发性流产"入院治疗。

患者平素月经规则，周期38～40天，经期7天，经量中等，经色红，无痛经。末次月经7月7日来潮。入院时，感腰酸不适，无明显腹痛腹胀，阴道出血，无腹泻便秘，无恶心呕吐，无尿频、尿急、尿痛，无发热畏寒，无胸闷气促，无头晕眼花，无肛门坠胀感。生育史：0-0-2-0，2016年停经近2个月，因胚胎停止发育，行药物流产术；2018年4月停经近2个月，自然流产1次。

8月14日，本院检测快速人绒毛膜促性腺激素365.1mIU/mL；孕酮＞190.8nmol/L，雌二醇5825pmol/L；促甲状腺素2.010μIU/mL，余无殊；病原微生物（TORCH）检测无殊。

住院期间，予肌注黄体酮针、达肝素钠针和保胎支持治疗。

2018年8月20日查B超：子宫前位，形态尚规则；宫体大小55mm×47mm×58mm，肌层回声尚均匀，内膜线居中，内膜厚度20mm；宫腔内见大小8mm×5mm×7mm局限性液暗区，内未见卵黄囊及胚芽回声；两侧卵巢显示清晰，左侧卵巢大小49mm×38mm，右侧卵巢大小41mm×25mm；左侧卵巢可见数个囊性暗区，最大30mm×26mm；右侧卵巢可见一个囊性暗区，大小15mm×14mm，形态尚规则，壁毛糙，内透声好；盆腔内见液性暗区，最深前后径15mm。结论：宫腔内局限性液暗区，宫内早孕可能，建议复查；双侧卵巢偏大伴囊肿，盆腔积液。

8月29日无明显诱因下出现恶心呕吐，伴反复腰酸、阴道出血，辨证为"脾肾两虚"型，予以清肝和胃、健脾益气立法，具体方药如下：

姜半夏9g，炒白术10g，川贝母3g，炒黄芩5g，麦芽15g，炒谷芽15g，瓦楞子10g，海螵蛸20g，陈皮6g，炙甘草3g，吴茱萸9g，砂仁5g（杵冲），木香5g，茯苓10g，党参15g。

煎服方法：上方3剂，每日1剂，水煎2次，共取汁300mL，分2次早晚温服，每次150mL。另予补液支持治疗后，恶心呕吐持续未缓解。

8月30日查尿常规检查：尿蛋白（++），尿胆原（+），尿酮体（++）。

9月3日查性激素选项：人绒毛膜促性腺激素113245.0mIU/mL，雌二醇＞11010.00pmol/L，孕酮176.600nmol/L；电解质血钾3.20mmol/L，血钠133mmol/L，血氯96mmol/L。

9月4日起禁食，予乐凡命针、林格氏液等组合补液支持治疗，间苯三酚针静滴抑制子宫平滑肌收缩治疗，胃复安针护胃治疗等。

9月5日复查B超：子宫前位，形态尚规则，宫腔内可见妊娠囊回声，大小30mm×23mm×33mm，壁清，规则；囊内可见胚芽回声，长约9mm，可见原始心管搏动。两侧卵巢显示清晰，左侧卵巢大小48mm×33mm，右侧卵巢大小30mm×21mm。左侧卵巢可见数个囊性暗区，最大27mm×21mm，形态尚规则，壁毛糙，部分内透声差。右侧卵巢可见一个囊性暗区，大小23mm×18mm，形态尚规则，壁毛糙，内透声差。盆腔内见液性暗区，最深前后径10mm。结论：宫内早孕（约7周），双侧卵巢囊肿，盆腔少量积液。

9月8日复查尿常规：尿葡萄糖（++），尿蛋白（+），尿胆原（++），尿酮体（++++）。

9月10日查性激素选项：人绒毛膜促性腺激素165154.0mIU/mL，雌二醇＞11010.00pmol/L，孕酮＞190.80nmol/L。电解质+肝功能常规检查：丙氨酸氨基转氨酶74U/L，总蛋白64.9g/L，白蛋白39.3g/L，血钠135mmol/L，血氯98mmol/L。

会诊一： 2018年9月10日。患者停经8周，恶心呕吐剧烈，粒米不下，呕吐胃液、胆汁、血液，胃脘空冷，无胃痛，脘胀，口微苦。现已禁食1周，靠补液维持，尿酮体（++++）；阴道少许出血，色红；腰酸胀，无酸痛。舌淡红，苔薄白，脉细滑。

中医诊断： 妊娠恶阻（胃寒肝热），胎漏（冲任损伤）。

西医诊断： 妊娠剧吐，先兆流产。

治法： 温中健脾，清肝和胃。

方药： 吴茱萸汤合连苏饮加减。

吴茱萸5g，党参15g，半夏15g，黄连5g，苏叶10g，丁香2g，3剂。（以上为颗粒制剂）

取生姜汁适量，调和上述药物，敷脐。

会诊二： 2018年9月13日。呕吐次数略减，尿酮体（+++），口苦除，舌脉如上。

方药： 守上方，加生大黄5g，4剂。

用法同上。

另： 乌梅15g，白糖1匙，水煎频服。

会诊三： 2018年9月17日。呕吐次数续减，开始进食。舌淡红，苔薄白，脉细滑。

方药： 守上方，4剂，敷脐。

另： 乌梅15g，白糖1匙，水煎频服。

会诊四： 2018年9月21日。偶有呕吐，可进食粥糜，大便日解1次、成形。面色转红，精神明显好转。舌淡红，苔薄白，脉细滑。

方药: 守上方, 5剂, 敷脐。

会诊五: 2018年9月26日。患者一日呕吐1~2次, 呕吐物甚少, 每餐可进一碗粥或一碗面条, 大便正常, 舌淡红, 苔薄白, 脉细。9月22日起减少补液量。9月26日辅助检查尿酮体阴性。检测电解质示血钾4.01mmol/L, 血钠137mmol/L。人绒毛膜促性腺激素141995.0mIU/mL, 雌二醇>11010.00pmol/L, 孕酮108.700nmol/L。

方药: 守上方, 3剂。

用法同前。

会诊六: 2018年9月29日。患者已无呕吐, 精神较佳, 尿酮体阴性, 舌脉如前。9月28日起停止所有补液。B超检查示子宫前位, 形态尚规则; 宫腔内可见妊娠囊回声, 大小76mm×37mm×60mm, 壁清, 规则; 囊内可见胎儿回声, 头臀长36mm, 胎心搏动规则; 两侧附件区未见明显异常回声。结论: 宫内早孕(10^+周)。

方药: 守上方, 加炒栀子10g, 5剂。

用法同前。

【按语】在张仲景的著作中, 有外治法的运用, 如摩头、塞阴道、外洗、烟熏等。该案治疗剧烈妊娠呕吐、无法服药,运用吴茱萸汤合连苏饮敷脐达到治愈目的,也是对经方的发挥。宋代许叔微《普济本事方》说:"胎前药惟恶群队,若阴阳交杂,别生他病。"所以选用的内服药物是彭子益先生著的《圆运动的古中医学》中酸甘化阴的乌梅白糖汤。

妊娠腹胀2个月会诊案

王某,女,32岁。因"孕13周,腹胀逐渐加重2个月"要求会诊。

会诊一: 2019年12月25日。患者孕7周左右,因阴道大出血住院保胎治疗,10天后血止,至今无出血。住院后出现腹胀,且逐渐加重,少量饮食后即觉胃脘及下腹部明显胀硬,嗳气不能缓解,矢气少,需服用乳果糖、西甲硅油帮助肛门排气后才稍微缓解。孕前便秘,现大便2天1次,便软或腹泻,寐差。

身体检查: 腹大如孕6月,叩诊小腹、两侧腹以及上腹部(结肠走向)呈鼓音。2019年12月23日B超检查:宫内单活胎,约13周,宫颈管长度32mm,宫颈内口闭合,宫腔积液47mm×16mm×28mm、33mm×21mm×26mm。舌淡红,苔薄白,脉细。

中医诊断: 妊娠腹胀(气滞)。

西医诊断: 早孕,肠功能紊乱。

治法: 行气安胎。

方药: 赤小豆15g,木香5g,槟榔5g,沉香3g(后入),小麦45g,青皮5g,枳壳5g,大腹皮5g,生白术50g,酸枣仁10g,柏子仁10g,蔻仁5g(杵冲),3剂。

会诊二: 2019年12月28日。腹胀明显减轻,已十去其七;矢气多且臭,嗳气减少;大便难,成形,2天1次;睡眠正常。舌脉如上。

方药: 守上方,木香加至9g,大腹皮加至9g,槟榔加至6g,4剂。

会诊三: 2020年1月2日。腹胀已除,宫腔积液27mm×10mm×12mm,矢气多、臭。舌淡红,苔薄白,脉滑。

方药: 守上方,槟榔加至10g,加薤白10g,5剂。

【按语】妊娠宫腔积血又伴有腹胀,补益固胎则气滞更甚,行气消滞又恐更多出血,成为两难。对于有阴道活动性出血的患者，应当偏重于止血，或者先止血后行气；对于没有活动性阴道出血的孕妇，应当偏重于调气，气调积血易消。

妊娠结肠冗长症便秘会诊案

杨某，女，30岁。因"孕9^{+5}周，排便困难3周"会诊。

患者3周前，因腹痛伴排便困难，不能进食，胃脘胀，矢气难，予外院补液治疗。近2周进食后易胃胀嗳气，能排气，但每需用开塞露帮助排便，现3天未解大便，要求会诊。

会诊一：2019年2月23日。患者平素便结，呈颗粒状。追溯病史，自幼便秘，一周解大便1～2次，当时诊断为结肠冗长症（医师曾说，她的结肠长度是常人的一倍）。舌淡红，苔薄白，脉濡。

中医诊断：便秘（脾虚气阻）。

西医诊断：结肠冗长症。

治法：健脾行气，润肠通便。

方药：党参15g，生白术30g，生山药30g，炒莱菔子10g，槟榔10g，大腹皮10g，苏子9g，枳壳6g，木香10g，郁李仁6g，

3剂。

会诊二: 2019年2月26日。矢气增多, 嗳气, 恶心胃胀, 大便日解1次、质软。舌淡红, 苔薄白, 脉滑。

方药: 守上方, 加降香3g, 檀香3g, 4剂。

会诊三: 2019年3月2日。大便日解2次、质偏软, 嗳气、矢气多, 胃胀。舌淡红, 苔薄白, 脉滑。

方药: 守2月23日方, 加厚朴6g, 苍术10g, 4剂。

会诊四: 2019年3月6日。孕11^{+2}周, 大便正常, 日解1次、成形; 饭后1小时, 两侧少腹隐痛, 约持续1小时, 矢气后缓解。舌脉如上。

方药: 守2月23日方, 加青皮6g, 沉香1g, 5剂。

10天后电话随访。患者告知, 停药后大便正常, 日解大便1次、成形, 无明显胃胀等不适。

【按语】结肠冗长症中, 乙状结肠冗长可致慢性便秘; 妊娠激素作用使肠蠕动减弱, 增加便秘程度。患者辨证为脾虚气阻, 用党参健脾气, 生白术、生山药补脾阴, 润便; 莱菔子、槟榔、腹皮、苏子、枳壳、木香、郁李仁行气通便。

妊娠羊水过多会诊案

王某, 女, 35岁。因"孕28周, 羊水过多10天"要求会诊。

会诊一: 2018年10月6日。患者末次月经2018年3月20日来潮。2018年9月18日自觉胸闷气喘, 耳鸣, 腹胀。9月18日于某医院行B超检查: 宫内妊娠(单活胎), 羊水指数是62/54/64/25mm。羊水偏多, 指数最高达260mm。9月30日测甲胎蛋白199.9IU/mL; 10月4日B超示羊水指数240mm, 脐动脉血流指数S/D27, PI1.03, RI0.63, 宫内妊娠28^{+4}周。未予处理。近10余天胸闷、耳鸣持续, 夜尿频, 每晚4~5次, 尿短, 胃纳可, 口苦, 夜寐安, 大便干结, 3~4日一解, 需用开塞露通便, 两下肢无水肿。既往体健, 否认高血压、糖尿病史, 否认药物及食物过敏史。生育史: G4P1剖宫产。舌淡红, 苔薄白, 脉滑。

中医诊断: 子满(脾阳不运, 肺气不宣)。

西医诊断: 晚期妊娠, 羊水过多。

治法: 温阳化气, 宣肺利水。

方药: 葶苈大枣泻肺汤合五苓散加味。

葶苈子10g, 大枣5枚, 桂枝5g, 茯苓皮30g, 生白术30g, 泽泻12g，猪苓15g，车前子10g，郁李仁6g，大腹皮10g，槟榔5g，鲤鱼1条（煎汤，代水），3剂。

会诊二：2018年10月9日。自觉已无胸闷，呼吸顺畅，腹胀好转，小便量增，大便仍干，口苦除，耳闷。舌脉如上。

方药：守上方，郁李仁加至10g，加通草6g，4剂。

会诊三：2018年10月13日。尿量多，大便正常，无胸闷，羊水指数240mm。

方药：葶苈子10g，大枣5枚，桂枝6g，茯苓皮30g，炒白术10g，泽泻10g，猪苓15g，车前子10g，冬瓜皮50g，郁李仁10g，槟榔10g，大腹皮12g，淡竹叶12g，5剂。

会诊四：2018年10月18日。每小时解小便1次，尿量多。舌脉如上。

方药：守上方，加乌药5g，6剂。

会诊五：2018年10月24日。羊水指数190mm，大便正常，尿量正常，口腻。舌淡红，苔薄腻，脉滑。

方药：守上方，加生姜皮12g，7剂。

【按语】葶苈大枣泻肺汤是《金匮要略·肺痿肺痈咳嗽上气病脉证治》治疗肺痈喘不得卧的方剂。方中葶苈子泄水平喘；大枣健脾扶正，缓和葶苈峻烈之性。《经效产宝》用葶苈子治疗妊娠遍身洪肿，与白术、茯苓、桑白皮、郁李仁配伍。子满而喘者，亦系水邪阻肺，故此方适用。五苓散温脾利水，佐其余下气行水，一诊胸闷喘平，四诊羊水指数正常，其效堪夸。

妊娠期肝内胆汁淤积症会诊案

林某，女，28岁。

第一胎妊娠5个月余，末次月经2014年2月18日来潮。妊娠3个月时，曾阴道少量出血1次，2~3天净；1个多月前发现总胆汁酸升高，曾入住某医院，予思美泰针静滴、熊去氧胆酸片口服治疗，疗效不佳。现无阴道出血，无腹痛，无皮肤瘙痒，纳寐便均可，尿色偏黄。

2014年5月31日辅助检查：血红蛋白96g/L，转氨酶正常。2014年6月10日检查：甘胆酸29.77μmol/L（正常值<5.8μmol/L），2014年7月21日检查：总胆汁酸22.5μmol/L（正常值<14μmol/L）。

会诊一： 2014年7月24日。病史如上。舌淡红，苔薄白，脉滑。

西医诊断：中期妊娠，妊娠期肝内胆汁淤积症。

治法：疏肝清胆利湿。

方药：金钱草12g，茵陈10g，平地木12g，鸡骨柴12g，炒黄芩9g，柴胡10g，炒白芍10g，枳壳6g，木香5g，郁金6g，苎麻根12g，生甘草5g，7剂。

会诊二：2014年7月31日。无诉不适，舌脉如上。

方药：守上方，加泽泻10g，14剂。

会诊三：2014年8月14日。口微苦，尿黄。复查甘胆酸16.4μmol/L，总胆汁酸23.41μmol/L。舌脉如上。

方药：守7月24日方，加炒栀子10g，槟榔5g，7剂。

会诊四：2014年8月21日。无诉不适，舌脉如上。

方药：守7月31日方，加青蒿10g，槟榔10g，7剂。

会诊五：2014年8月28日。复查甘胆酸55.36μmol/L，总胆汁酸48μmol/L。舌脉如上。

治法：清肝，利水，活血。

方药：茵陈蒿汤合四逆散加味。

茵陈12g，制大黄6g，炒栀子10g，柴胡10g，枳壳6g，赤芍10g，炒黄芩10g，金钱草20g，木香6g，莲蓬10g，7剂。

会诊六： 2014年9月9日。服药3剂后，9月3日复查甘胆酸23μmol/L，总胆汁酸29μmol/L。停药2天后9月7日再查，甘胆酸34.82μmol/L，总胆汁酸38.1μmol/L。每日解稀便1～2次，纳寐无殊。舌脉如上。

方药： 守上方，加丹皮9g，7剂。

会诊七： 2014年9月17日。9月11日查甘胆酸7.21μmol/L，总胆汁酸15.7μmol/L。舌脉如上。

方药： 守上方，加鸡内金10g，21剂。

会诊八： 2014年10月12日。10月7日查甘胆酸47.8μmol/L，总胆汁酸47.5μmol/L。9月25日B超检查示胎儿大小31^{+2}周。大便一日2次、质稀，感腹部下坠，外阴瘙痒，带下色黄。舌脉如上。

方药： 守8月28日方，枳壳加至9g；加益母草20g，郁金6g，7剂。

会诊九： 2014年10月19日。无不适，舌脉如上。

方药： 守上方，加鸡骨柴15g，7剂。

会诊十： 2014年10月23日。10月19日复查甘胆酸9.07μmol/L，总胆汁酸8.4μmol/L。续前方鸡骨柴加至20g，7剂。

此后，继续如法调理，足月分娩一正常胎儿。

【按语】妊娠期肝内胆汁淤积症患者通常出现瘙痒、黄疸，属于肝胆湿热蕴结证，可用清肝利胆、利水活血方法。方中茵陈、炒栀子、黄芩、鸡骨柴清利肝胆；柴胡、枳壳、木香、郁金疏肝行气；金钱草、益母草利水；赤芍、莲蓬、牡丹皮、益母草、郁金活血化瘀，可以防止胎盘微小血管的血栓形成；药物中使用通利大便的大黄，属于一味利水活血药物，保持大便溏软，降低胆汁酸在肝肠循环中的重吸收，有效控制总胆汁酸的升高。

妊娠合并高胆汁酸、结肠肝曲综合征会诊案

毛某，女，29岁。因"孕60天，发现总胆汁酸升高10余天，住院治疗未愈"要求会诊。

患者孕前胆汁酸升高病史4年余，经过某医院检查治疗，最终没有诊断、痊愈。婚前胃痛、嗳气频繁。2月27日总胆汁酸39.1μmol/L（正常范围0~10μmol/L），甘胆酸26.56mg/L（正常值0.00~10.0μg/mL）。3月3日总胆汁酸44.2μmol/L。3月6日总胆汁酸48.5μmol/L，甘胆酸17.3mg/L。3月4日肝胆B超检查：肝区

回声偏粗, 分布欠均匀, 门静脉海绵状变可能。

本院病房用药: 黄体酮注针, 地屈孕酮片, 强的松片, 低分子肝素钙针, 碳酸钙D_3咀嚼片。

中药: 柴胡10g, 制大黄6g, 炒枳壳5g, 黄芩10g, 姜半夏9g, 生白芍10g, 茵陈15g, 生栀子10g, 平地木15g, 鸡骨柴15g, 五味子6g, 砂仁3g(杵冲)。

会诊一: 2020年3月9日。病史如上, 患者面色晦滞, 脘堵, 右胁隐痛, 大便日解2次、成形, 口酸、口糙, 喜饮, 小便正常。舌边稍红, 苔白略腻, 脉细涩。

中医诊断: 瘀证(肝经湿热, 气血阻滞)。

西医诊断: 妊娠高胆汁酸血症。

治法: 疏肝泻热, 行气活血。

方药: 大柴胡汤加减。

柴胡10g, 制大黄10g, 炒黄芩9g, 枳壳10g, 炒白芍10g, 金钱草20g, 茵陈12g, 炒栀12g, 郁金10g, 川楝子10g, 丹参15g, 佛手12g, 4剂。

会诊二: 2020年3月13日。右上腹隐痛3天, 部位移动, 矢气后舒。腹部叩诊结肠肝曲及横结肠呈鼓音。大便成形, 纳欠, 口酸。总胆汁酸24.3μmol/L，甘胆酸8.4mg/L。舌脉如上。

西医诊断： 高胆汁酸血症，结肠肝曲综合征。

方药： 守上方，制大黄加至12g，炒白芍加至15g；加木香10g，大腹皮10g，3剂。

会诊三： 2020年3月16日。面部色泽稍光润，口酸减，大便变软，上腹胀痛，嗳气。总胆汁酸35.6μmol/L。舌脉如上。

方药： 守3月9日方，去佛手，制大黄加至15g；加大腹皮15g，槟榔12g，赤小豆30g，降香5g，木香10g，4剂。

会诊四： 2020年3月20日。大便成形。舌脉如上。

方药： 柴胡10g，制大黄20g，枳壳10g，炒白芍10g，炒黄芩10g，川楝子10g，金钱草30g，茵陈15g，郁金12g，丹参20g，木香12g，大腹皮15g，平地木15g，4剂。

会诊五： 2020年3月25日。大便稍软、日解1次，右上腹疼痛十去其六，口酸减，嗳气，矢气。3月24日总胆汁酸33μmol/L。舌稍红，苔白腻稍干，脉细滑。

方药： 守上方，改炒黄芩为生黄芩10g，加生栀子10g，5剂。

会诊六： 2020年3月30日。右上腹胀痛，矢气少，痔血。总胆汁酸23.5μmol/L。舌脉如上。

方药: 守3月20日方,加玄明粉5g(冲),赤小豆30g,4剂。

会诊七: 2020年4月3日。大便日解2次,故玄明粉未用,腰酸,右上腹胀,带黄。舌脉如上。

方药: 守3月25日方,加金狗脊12g,4剂。

会诊八: 2020年4月9日。大便日解1次、稍软,右上腹胀略减,胃脘胀痛,嗳气多,口酸,舌淡红,苔薄白,脉细。

方药: 大柴胡汤合橘皮竹茹汤加减。

柴胡10g,姜半夏9g,炒枳壳10g,制大黄20g,黄芩10g,炒白芍10g,橘皮20g,竹茹10g,炙甘草6g,党参10g,代赭石20g,郁金12g,丹参20g,檀香5g,木香10g,5剂。

会诊九: 2020年4月14日。右上腹胀十去其八,胃脘微胀,嗳气少,大便正常。总胆汁酸24.7μmol/L。舌淡红,苔稍厚、干,脉细。

方药: 守上方,加大腹皮10g,14剂。

会诊十: 2020年4月28日。右上腹胀除,总胆汁酸13.2μmol/L。舌淡红,苔薄白,脉细。

方药: 守上方,7剂。

会诊十一: 2020年5月12日。孕19⁺⁵周,右上腹无不适,左侧上腹(脾曲)稍觉不适,纳可,嗳气,大便日解2次。总胆汁酸

13.9μmol/L。舌脉如上。

方药： 守上方，半夏加至12g，7剂。

会诊十二： 2020年5月26日。患者上方一剂分成两日服用后，上腹部胀，嗳气，大便稍秘结。5月26日总胆汁酸23.3μmol/L。肝功能正常。自此诊之后，患者每次至产科检查，医师均动员住院，结果拒绝，并亲自签字。舌脉如上。

方药： 守上方，大腹皮加至15g，木香加至15g，14剂。

会诊十三： 2020年6月12日。面色转为正常，大便一天解1~2次、成形稍软、易解，左上腹轻微胀痛，偶有两少腹轻微拉扯样痛，休息后可缓解，腰酸。6月12日总胆汁酸5.9μmol/L。舌脉如上。

方药： 守上方，7剂。

会诊十四： 2020年6月19日。大便一天1~2次、成形软便，吃不消化食物后两胁部轻微胀痛，带下量多、色黄。6月19日总胆汁酸5.8μmol/L，肝功能余无殊。舌脉如上。

方药： 守上方，14剂。

会诊十五： 2020年7月3日。右上腹胀痛，大便软、日解2次，多食骨头汤后总胆汁酸升高，7月3日总胆汁酸18.5μmol/L。舌脉如上。

方药: 守上方, 去桑寄生, 大腹皮加至20g; 加青皮10g, 麦芽30g, 7剂。

会诊十六: 2020年7月21日。两胁肋部无胀痛, 大便软、日解1~2次。患者中药在外代煎, 自觉疗效不佳。7月21日总胆汁酸15.8μmol/L。舌边尖稍红, 苔薄腻, 脉细涩。

方药: 守3月20日方, 加鸡骨柴12g, 7剂。

会诊十七: 2020年8月14日。孕32^{+1}周。或中上腹或左上腹或右上腹饭后胀闷痛; 大便逐渐变难, 日解2次, 量少, 质软, 有不尽感。8月6日总胆汁酸18.7μmol/L, 8月14日总胆汁酸23.4μmol/L。

方药: 守3月20日方, 加决明子20g, 玄明粉5g(冲), 7剂。

会诊十八: 2020年9月1日。孕34^{+3}周。左肋下抽痛减轻, 大便软。9月1日总胆汁酸21.6μmol/L。B超检查示边缘性胎盘脐带入口, 胎儿脐带绕颈, 可见W切迹, 胎心150~180次/分。舌脉如上。

方药: 守上方, 制大黄减至12g, 丹参减至15g, 金钱草减至20g, 7剂。

2020年9月9日, 患者剖宫产一婴儿, 体重4.7斤。

【按语】母体血中高浓度的胆汁酸、胆红素通过胎盘进入胎儿体内，通过其细胞毒作用破坏线粒体膜，产生氧自由基，出现呼吸链功能障碍和胎儿对氧的利用障碍，ATP产生下降，胎儿维持生长代谢的能源物质减少，代谢旺盛的重要器官如肝脏及肾上腺等功能减退，甾体激素和皮质醇的生成下降。加上胎盘绒毛间腔缩小，血流量减少及血液流变学异常等，使胎儿的储备力下降，易造成胎儿窘迫、死产、死胎及早产等不良后果。大柴胡汤是治疗妊娠胰腺炎的特效方剂，治疗过程中需要保持患者大便通畅或微溏。该案例妊娠初期血淀粉酶下降明显，妊娠后期下降减慢，始终没有达到正常水平，与妊娠期间的内环境相关。

妊娠期合并急性胰腺炎会诊案

吴某，女，31岁，因"胚胎移植术后63天，上腹疼痛，恶心呕吐2周，加重1周"于2020年6月29日入院。

2019年行"甲状腺结节切除术"，术后长期口服优甲乐，每日1片，餐前补充甲状腺素，余未见异常。

2020年6月30日血常规：白细胞11.94×10^9/L↑，红细胞3.80×10^{12}/L，血红蛋白116g/L，血小板301×10^9/L，中性粒

细胞百分比64.5%，单核细胞数1.06×10^9/L↑，中性粒细胞数7.70×10^9/L↑，红细胞压积33.3%↓，血小板压积0.32%↑。

尿常规：白细胞酯酶（±）↑，尿维生素C（+）↑，尿胆原（±）↑，白细胞41/µL↑，白细胞（镜检）7/HP↑，上皮细胞91.0µL↑，上皮细胞（镜检）16/HP↑；血淀粉酶306U/L（30~110U/L)↑。

肾功能常规检查+肝功能常规检查+电解质+空腹血葡萄糖：丙氨酸氨基转氨酶9U/L，天门冬氨酸氨基转移酶12U/L↓，谷草谷丙比值1.3，碱性磷酸酶51U/L，γ谷氨酰转移酶 9U/L，总蛋白60.5g/L↓，白蛋白38.3g/L↓，肌酐32µmol/L↓，尿素1.15mmol/L↓，血清葡萄糖5.35mmol/L，钾3.53mmol/L，钠137mmol/L，氯105mmol/L，总钙 2.06mmol/L↓。

甲状腺选项+性激素选项+甲状腺功能：人绒毛膜促性腺激素69067.0mIU/mL↑，雌二醇 3627pmol/L，孕酮71.080nmol/L，促甲状腺素1.780µIU/mL，游离甲状腺素 16.9pmol/L，抗甲状腺球蛋白抗体<10.00IU/mL，抗甲状腺过氧化物酶抗体13.11IU/mL；尿淀粉酶3850U/L（32~641U/L)↑。

2020年6月30日B超：左子宫动脉峰值流速53cm/s，RI0.80，PI1.87，S/D4.92；右子宫动脉峰值流速60cm/s，RI0.78，

PI1.88，S/D4.65。子宫前位，增大；宫内见一胎儿，胎心胎动可及，心率165次/分；双顶径18mm，头臀长46mm，股骨长5mm，颈背透明层厚度（NT）1.5mm，羊水暗区最大深度39mm；胎盘0级，位于子宫前壁，厚15mm；宫颈管长度32mm，呈闭合状态；子宫体壁见数个低回声结节，大的约21mm×18mm×23mm，边界清，内部回声欠均匀。检查结果：宫内妊娠，单活胎如孕11$^+$周，子宫多发肌瘤。肝脏形态大小正常，表面光整，肝区回声细，分布均匀；血管网络走向清晰，门静脉主干内径10mm。彩色多普勒血流显像示血流通畅；肝内胆管未见扩张，肝内未见明显异常回声。胆囊显示清晰，形态大小正常，壁光滑，胆汁透声佳，囊内未见明显异常回声。脾厚30mm，平卧肋下未见。胰腺显示清晰，内回声均匀，胰管未见扩张，胰腺内未见明显异常回声。双肾形态大小正常，皮质回声均匀，皮髓分界清晰，集合系统无分离，内未见明显异常回声。双侧输尿管未见扩张。膀胱充盈佳，壁光整，内透声佳，内未见明显异常回声。检查结果：肝、胆、脾、胰未见明显异常。双肾、输尿管、膀胱未见明显异常。

2020年7月1日。血常规：白细胞$9.62×10^9$/L↑，红细胞$3.79×10^{12}$/L↓，血红蛋白116g/L，血小板$308×10^9$/L，淋巴细

胞百分比27.0%，单核细胞百分比10.1%↑，中性粒细胞百分比61.9%，单核细胞数0.97×10⁹/L↑，红细胞压积33.6%↓，血小板压积0.33%↑；血淀粉酶469U/L↑；降钙素原0.027ng/mL；C-反应蛋白5.72mg/L；电解质：钾3.56mmol/L，钠137mmol/L，氯105mmol/L，总钙2.07mmol/L↓，无机磷1.36mmol/L，镁0.85mmol/L；血浆D-二聚体 0.38mg/L。

传染病检测，乙肝表面抗体阳性；粪便常规选项正常。

2020年7月3日。尿淀粉酶4336U/L↑。

2020年7月4日。血淀粉酶663U/L↑；电解质：钾3.74mmol/L，钠132mmol/L↓，氯105mmol/L，总钙2.11mmol/L，无机磷0.92mmol/L，镁 0.83mmol/L；

性激素选项：人绒毛膜促性腺激素78910.0mIU/mL↑，雌二醇7233pmol/L，孕酮77.240nmol/L。

血常规+C-反应蛋白：白细胞9.91×10⁹/L↑，红细胞4.02×10¹²/L，血红蛋白 123g/L，血小板339×10⁹/L，中性粒细胞百分比63.9%，单核细胞数0.89×10⁹/L↑，中性粒细胞数6.33×10⁹/L↑，血小板压积0.35%↑，C-反应蛋白10.00mg/L。

空腹血葡萄糖+肝功能常规检查：丙氨酸氨基转氨酶13U/L，天门冬氨酸氨基转移酶 20U/L，谷草谷丙比值1.5，碱性磷酸酶58U/L，γ谷氨酰转移酶10U/L；总蛋白67.6g/L，白蛋白40.7g/L，球蛋白26.9g/L，白球蛋白比例1.51；总胆红素11.2μmol/L，直接胆红素4.9μmol/L，间接胆红素6.3μmol/L，血清葡萄糖3.43mmol/L↓。

2020年7月6日。血淀粉酶723U/L↑。

空腹血葡萄糖+电解质：血清葡萄糖3.52mmol/L↓，钾3.49mmol/L↓，钠131mmol/L↓，氯104mmol/L，总钙2.12mmol/L，无机磷0.87mmol/L，镁0.78mmol/L。

血常规+C-反应蛋白：白细胞7.22×10⁹/L，红细胞4.05×10¹²/L，血红蛋白123g/L，血小板305×10⁹/L，单核细胞百分比11.1%↑，中性粒细胞百分比57.7%，单核细胞数0.80×10⁹/L↑，红细胞压积34.4%↓，平均血红蛋白浓度358g/L↑，血小板压积0.33%↑，C-反应蛋白4.00mg/L。

生化选项：氨酸氨基转氨酶12U/L，天门冬氨酸氨基转移酶15U/L，谷草谷丙比值1.3，碱性磷酸酶50U/L，γ谷氨酰转移酶9U/L，白蛋白39.7g/L↓，肌酐32μmol/L↓，尿素0.65mmol/L↓，尿酸391.0μmol/L↑，血清葡萄糖3.82mmol/L↓，载脂蛋白比值A/B 1.05↓，同型半胱氨酸4.3μmol/L，钾3.20mmol/L↓，钠133mmol/L↓，总钙2.12mmol/L。

性激素选项：人绒毛膜促性腺激素81687.0mIU/mL↑，雌二醇10199pmol/L，孕酮96.450nmol/L。

D-二聚体0.56mg/L↑；总胆固醇4.42mmol/L（2.33~5.17mmol/L），甘油三酯1.04mmol/L（0.48~1.7mmol/L）。

入院后常规予叶酸、胃复安针、葡萄糖、维生素针、复方氯化钠、氯化钾等补液止吐治疗，症状未明显改善。请消化科、外科会诊后，诊断"妊娠期合并急性胰腺炎"，予头孢呋辛、醋酸奥曲肽、奥美拉唑、达喜等对症治疗，患者恶心呕吐、上腹痛症状未见明显好转。再请消化科及外科会诊，均无提出新的治疗方案。

会诊一： 2020年7月6日。患者恶心呕吐仍存，上腹轻压痛。舌淡红，苔薄白，脉细。

中医诊断： 妊娠呕吐（肝热脾寒，腑气阻滞）。

西医诊断： 妊娠期合并急性胰腺炎。

治法： 疏肝理气，通腑泄热。

方药： ①大柴胡汤加减。柴胡10g，炒白芍10g，黄芩10g，制大黄9g，炒枳壳10g，姜半夏9g，川楝子10g，木香10g，3剂。

用法： 上药水煎浓缩，插肛管点滴，保留灌肠。

②半夏泻心汤。半夏10g，炒黄芩9g，黄连3g，党参12g，干姜5g，炙甘草6g，大枣5枚，3剂。

用法： 上述颗粒剂加少量清水调成糊状，外敷脐部。

会诊二： 2020年7月9日。肝脏形态大小正常，表面光整，肝区光点细，分布均匀，回声略强。血管网络走向清晰，门静脉主干内径9mm，CDFI示血流通畅。肝内胆管未见扩张，肝内未见明显异常回声团。胆囊形态大小正常，壁稍毛糙，胆汁透声佳，囊内未见明显异常回声团。脾厚26mm，平卧肋下未见。胰腺头、体显示大小正常，实质回声均匀，胰管未见扩张，尾部气体干扰显示不清。双肾形态大小正常，皮质回声均匀，皮髓分界清晰，集合系统无分离，内未见明显异常回声团。检查结果：肝、胆、脾、胰、双肾未见明显异常。心电图：窦性心律。血淀粉酶644U/L，尿淀粉酶7133U/L。口水多。舌脉如上。

方药： 守①方，加陈皮15g，金钱草15g，青皮6g，4剂。

用法： 同上。

香砂六君子汤加苏叶10g，香附6g，4剂。用颗粒剂加少量清水调成糊状外敷脐部。

会诊三： 2020年7月20日。7月13日血淀粉酶475U/L，尿酮体（++++）；7月16日尿常规选项示尿维生素C（+）↑，尿胆原（±）↑，尿酮体（++）↑；7月17日血常规示白细胞$6.44×10^9$/L，红细胞$3.78×10^{12}$/L↓，血红蛋白119g/L，血小板$227×10^9$/L，淋巴细胞百分比30.6%，单核细胞百分比13.8%↑，中性粒细胞百分比54.4%，单核细胞数$0.89×10^9$/L↑，红细胞压积32.9%↓，平均血红蛋白浓度362g/L↑；血淀粉酶527U/L↑；C-反应蛋白5.24mg/L；降钙素原<0.020ng/mL；电解质示钾3.49mmol/L↓，钠132mmol/L↓，氯97mmol/L↓，总钙2.15mmol/L，无机磷1.28mmol/L，镁0.83mmol/L；7月17日血淀粉酶527U/L。

上腹部压痛消失，嘈杂嗳气，脐周时觉不适，下腹冷，开始进流质食物，4天前排便1次、成形，呕吐胆汁，多唾，口淡。舌淡红，苔薄白，脉细。

方药： 半夏泻心汤加味。

半夏10g，炒黄芩6g，黄连3g，干姜5g，炙甘草6g，大枣5枚，党参12g，制大黄6g，苏叶10g，枳壳6g，柴胡9g，炒薏苡仁30g，3剂。

会诊四： 2020年7月23日。血淀粉酶527U/L，尿酮体（++++）。食欲明显改善，嘈杂，可吃米面，大便已顺，多唾，口淡，呕吐无胆汁。舌脉如上。

方药: 守上方, 制大黄加至8g, 加大腹皮12g, 4剂。

7月23日血常规: 白细胞6.68×10⁹/L, 红细胞3.83×10¹²/L, 血红蛋白117g/L, 血小板252×10⁹/L, 淋巴细胞百分比32.8%, 单核细胞百分比10.2%↑, 单核细胞数0.68×10⁹/L↑, 红细胞压积33.4%↓; 尿常规选项: 尿维生素C(+)↑, 尿胆原(±)↑, 尿酮体(++++)↑; C-反应蛋白2.99mg/L; 血淀粉酶527U/L↑; 血脂常规检查: 胆固醇校验0.87mmol/L, 甘油三酯1.57mmol/L, 总胆固醇4.17mmol/L, 高密度脂蛋白胆固醇1.30mmol/L, 低密度脂蛋白胆固醇2.00mmol/L; 肝功能常规检查+电解质+空腹血葡萄糖+肾功能常规检查: 丙氨酸氨基转氨酶21U/L, 天门冬氨酸氨基转移酶24U/L, 谷草谷丙比值1.1, 碱性磷酸酶49U/L, γ谷氨酰转移酶11U/L, 总蛋白60.0g/L↓, 白蛋白36.3g/L↓, 肌酐25μmol/L↓, 尿素0.38mmol/L↓, 尿酸127.0μmol/L↓, 血清葡萄糖4.21mmol/L, 钾3.27mmol/L↓, 钠135mmol/L↓, 总钙2.06mmol/L↓; 凝血功能选项: 纤维蛋白原4.39g/L↑, D-二聚体0.51mg/L↑, 抗凝血酶Ⅲ98%; 促甲状腺素1.770μIU/mL, 游离甲状腺素15.2pmol/L。

会诊五: 2020年7月27日。食欲较前改善, 可吃一碗米面, 大便日解3~4次、成形。舌淡红, 苔薄白, 脉细滑。

方药: 守上方, 加金钱草12g, 木香10g, 4剂。

2020年7月30日。血淀粉酶377U/L↑; 降钙素原0.027ng/mL; 血常规: 白细胞9.21×10^9/L, 红细胞3.57×10^{12}/L↓, 血红蛋白110g/L↓, 血小板287×10^9/L, 淋巴细胞百分比25.3%, 单核细胞百分比9.3%, 中性粒细胞百分比63.6%, 单核细胞数0.86×10^9/L↑, 红细胞压积32.7%↓, 血小板压积0.32%↑, C-反应蛋白1.46mg/L; 电解质: 钾3.70mmol/L, 钠138mmol/L, 氯103mmol/L, 总钙2.12mmol/L, 无机磷1.46mmol/L, 镁0.83mmol/L。

会诊六: 2020年7月31日。7月30日血淀粉酶377U/L, 尿酮体阴性。食欲佳, 腹饱仍频食, 大便日解3~4次、成形。舌淡红, 苔薄白, 脉细滑。

方药: 守上方, 加砂仁5g(杵冲), 4剂。

会诊七: 2020年8月5日。食欲正常, 脘稍胀, 嗳气减, 大便如上。舌脉如上。

方药: 守上方, 加佛手10g, 神曲10g, 5剂。

会诊八: 2020年8月10日。血淀粉酶308U/L。进食糯玉米后脘胀, 嗳气难, 大便日解2次。舌淡红, 苔薄白, 脉软。

方药: 守7月27日方, 去金钱草; 加砂仁5g(杵冲), 檀香

5g, 降香3g, 神曲10g, 3剂。

会诊九: 2020年8月13日。诸症好转, 口水多, 舌脉如上。

方药: 守上方, 加陈皮15g, 3剂。

会诊十: 2020年8月17日。血淀粉酶245U/L, 纳可, 大便成形, 日解1~2次。

方药: 守上方, 加佛手12g, 3剂。

会诊十一: 2020年8月24日 孕19$^+$周, 纳可, 大便日解1次, 脘或胀。舌淡红, 苔黄腻, 脉细滑。

方药: 大柴胡汤加减。

柴胡10g, 炒白芍10g, 黄芩10g, 制大黄9g, 炒枳壳10g, 姜半夏9g, 木香10g, 大腹皮12g, 神曲10g, 金钱草15g, 佛手12g, 檀香5g, 7剂。

会诊十二: 2020年8月31日。血淀粉酶194U/L。大便日解1次, 顺畅。舌脉如上。

方药: 守上方, 加陈皮12g, 5剂。

会诊十三: 2020年9月7日。孕21^{+3}周, 无不适。舌脉如上。

方药: 守上方, 制大黄加至12g, 7剂。

会诊十四: 2020年9月14日。孕22^{+3}周, 血淀粉酶176U/L, 大便日解2次, 顺畅。舌淡红, 苔薄白, 脉细。

方药: 守上方, 加平地木12g, 7剂。

会诊十五: 2020年9月28日。孕24^{+3}周, 血淀粉酶176U/L, 大便日解2次。舌红, 苔薄白, 脉细。

方药: 守上方, 加垂盆草15g, 7剂。

会诊十六: 2020年10月12日。孕26^{+3}周, 血淀粉酶207U/L, 大便溏软, 跟痛。舌脉如上。

方药: 守上方, 加桑寄生15g, 丹参12g, 7剂。

会诊十七: 2020年10月19日。孕27^{+3}周, 跟、膝疼痛, 活动后减轻, 大便软。舌脉如上。

方药: 守8月24日方, 加杜仲13g, 桑寄生15g, 丹参12g, 7剂。

会诊十八: 2020年10月26日。血淀粉酶230U/L, 大便日解3次、质软, 膝酸、跟痛。舌淡红, 苔薄白, 脉细。

方药: 柴胡10g, 炒白芍10g, 黄芩10g, 制大黄9g, 炒枳壳10g, 姜半夏9g, 木香10g, 大腹皮12g, 神曲10g, 川楝子10g, 桑寄生12g, 金钱草15g, 7剂。

会诊十九: 2020年11月2日。孕29^{+3}周, 恶心, 跟痛, 或腰酸, 流涕。舌脉如上。

方药: 守上方, 加葱白5条, 杜仲10g, 7剂。

会诊二十: 2020年11月9日。孕30^{+3}周, 血淀粉酶185U/L,

跟痛。舌脉如上。

方药：守10月26日方，加杜仲12g，7剂。

会诊二十一：2020年11月16日。孕31^{+3}周，跟痛减轻。舌脉如常。

方药：柴胡10g，炒白芍10g，黄芩10g，制大黄9g，炒枳壳10g，姜半夏9g，金钱草15g，川楝子10g，神曲10g，木香10g，茵陈10g，7剂。

会诊二十二：2020年11月23日。血淀粉酶209U/L，无不适。舌脉如上。

方药：守11月16日方，加大腹皮15g，平地木12g，7剂。

会诊二十三：2020年11月30日。孕33^{+3}周，舌脉如上。

方药：守11月16日方，加炒栀子10g，7剂。

会诊二十四：2020年12月7日。孕34^{+}周，血淀粉酶235U/L，纳便正常。舌脉如上。

方药：柴胡10g，炒白芍10g，黄芩10g，制大黄9g，炒枳壳10g，姜半夏9g，郁金10g，金钱草15g，茵陈10g，垂盆草12g，平地木12g，神曲10g，7剂。

会诊二十五：2020年12月21日。停药1周，血淀粉酶259U/L，无不适。舌脉如上。

方药: 守上方,加鸡骨柴15g,大腹皮12g,7剂。

2021年1月17日,患者自然分娩一7斤重健康男婴。

2021年3月8日。产后随访,无不适,但测血淀粉酶194U/L(正常值50~130 U/L)。

【按语】妊娠期急性胰腺炎是妊娠期罕见且严重的并发症之一,发病急,病情进展迅速,诊断困难,严重威胁母婴健康。诱发妊娠期急性胰腺炎的常见原因有胆结石(66%)、酗酒(12%)、特发性(17%)、高脂血症(4%);不太常见原因有甲状旁腺功能亢进症、创伤、药物、壶腹乳头括约肌功能不良,以及妊娠脂肪肝等。大柴胡汤是我国治疗急腹症急性胰腺炎的代表方剂。

妊娠中期合并肠梗阻会诊案

陈某,女,32岁。2015年1月18日。

患者体外授精–胚胎移植术后15周。2015年1月17日因中上腹部隐痛,呈阵发性3天,伴恶心呕吐1天,3日未解大便,疼痛无向肩背部放射,无恶心呕吐,在某县中医院急诊科就诊,未做处理,症状自行缓解,其间解大便2次。1天前,因进食后再次出现中上腹部疼痛，呈持续性绞痛，无向肩背部放射；伴恶心呕吐，呕吐物为咖啡样。肛门停止排气，无发热恶寒，无黑便呕血，来我院消化科就诊，拟"妊娠合并肠梗阻"收住入院。体检：体温37.1℃，脉搏78次/分，呼吸20次/分，血压110/68mmHg。中上腹部压痛，无反跳痛，外形平坦，蠕动波未见；全腹软，未触及包块，肝脾及胆囊肋下未触及；肾区叩痛双侧阴性，肠鸣音4次/分，移动性浊音阴性。辅助检查：白细胞$11.32×10^9$/L，红细胞$3.43×10^{12}$/L，血红蛋白112g/L，血小板$155×10^9$/L，淋巴细胞百分比8.4%，中性粒细胞百分比85.8%，嗜酸性粒细胞百分比0.00%；血清葡萄糖5.7mmol/L，肌酐36.0μmol/L，血清钠134mmo/L，血清氯108.0mmol/L。阑尾炎手术切除后7年，慢性乙型病毒性肝炎10余年。

中医诊断： 腹痛（饮食积滞）。

西医诊断： 肠梗阻，中期妊娠，慢性乙型病毒性肝炎，阑尾炎手术后。

诊疗计划： ①消化科护理常规，二级护理，暂禁食。②完善相关检查协助诊断。③给予麦滋林颗粒口服，并给与头孢呋辛钠针1.5日两次静滴抗感染，护胃、胃肠减压等营养支持治疗。

治疗2天后效果不佳，请西医妇科会诊检查：宫底平脐，腹痛时未及明显宫缩，以脐上疼痛为主，排除妇科原因引起的腹痛。未予处理，重新转至我科就诊。

会诊一：2015年1月19日。患者坐轮椅来诊。目前仍保留胃肠减压，但上腹仍有胀痛，无食欲，恶心，无呕吐，口渴。昨日腋下体温37.5℃，已排稀便1次，今晨肛门排气，精神疲乏。舌淡红，苔薄白，脉细软。

中医诊断：妊娠腹痛（气滞）。

治法：行气消滞。

方药：炒莱菔子10g，降香3g（后入），半夏10g，木香9g（后入），茯苓10g，神曲5g，麦芽20g，四磨汤口服液2支（分2次冲服），3剂。

会诊二：2015年1月22日。患者步行就诊。服药后，上腹胀痛消失，已拔除胃管，进流质饮食，食后胃脘微胀，嗳气，未解大便，矢气较多，食欲佳，精神状况明显改善。舌淡红，苔薄白，脉细。

治法：健脾行气和胃。

方药：香砂六君子汤加减。

太子参12g，茯苓10g，炒白术10g，炒白扁豆15g，炒谷芽

10g, 炒麦芽10g, 木香6g（后入）, 苏梗9g, 沉香5g（后入）, 陈皮10g, 炙甘草6g, 5剂。

【按语】妊娠合并肠梗阻, 治疗比较棘手。中医药的行气、通滞方法, 可以使部分患者免除手术之苦。

妊娠腹股沟痛70天会诊案

林某, 女, 32岁。2019年8月26日, "因停经52天, 反复两侧腹股沟疼痛伴阴道出血"收住某院治疗。

2019年8月27日辅助检查: D-二聚体0.27mg/L, 抗核抗体系列（阴性）。2019年9月9日B超检查子宫动脉阻力指数: 右侧子宫动脉流速81cm/s, RI0.83, S/D5.95, PI2.00; 左侧子宫动脉流速97cm/s, RI0.77, S/D4.34, PI1.66。2019年10月21日B超检查: 早期妊娠（单活胎, 孕15^{+4}周）, 胎心率153次/分。住院期间西药治疗: 黄体酮针、达肝素钠针、地屈孕酮片、补佳乐片、硝苯地平片、阿司匹林肠溶片。同时予以中药协定方"寿胎丸加味"口服, 未有明显疗效, 后西药加地屈孕酮片, 中药以补肾健脾、理气止痛安胎, 腹股沟疼痛稍有好转, 但仍未有明显起色。

2019年9月10日。患者诉下腹胀痛消失，阴道出血增多，便溏，夜尿次数多、尿量少。

方药：花椒1.5g，黄连3g，乌梅9g，炒白术15g，木香6g，橘络6g，白芍20g，生甘草6g，丝瓜络15g，乌药9g，益智仁30g，山药15g，苎麻根30g，海螵蛸15g，炒杜仲15g，2剂。

2019年9月12日。患者吃水果后便溏，仍感下腹胀痛，有阴道少量淡粉色出血，口干口苦。

方药：肉桂2g，花椒2g，黄连3g，乌梅9g，炒白术15g，木香6g，橘络6g，白芍20g，生甘草6g，丝瓜络15g，乌药9g，益智仁30g，山药15g，苎麻根30g，海螵蛸15g，杜仲15g，7剂。

主管医师及主任医师均认为患者为神经官能症，已无药可治，2019年9月12日邀请我微信会诊。

会诊一：对方医院主管主任补充病情。患者孕2个月，两腹股沟处疼痛，剖宫产切口两端疼痛，脐下也疼痛，疼痛剧烈时不能说话，甚至痛得死去活来。疼痛起因于2年前与丈夫关系不和而生气所致。自觉腹部冷，以脐周明显，平时易腹泻。6年前诊断为慢性直肠炎，半年前大便稀、1日解10余次，经调理后现大便尚可，受凉或吃水果后腹泻腹痛加重。尿频，次数最多时，5分钟解1次小便，尿量少，现每晚解7~8次，睡眠不好。如尿频好转，腹股沟处疼痛也会减轻，伴腰酸。舌质偏胖，苔薄白。但脉不详。

中医诊断： 胎动不安（气血不和），鼠蹊疼痛（肝气阻滞）。

西医诊断： 先兆流产，腹股沟疼痛待查？

治法： 温肾固涩，理气止痛。

方药： 四神丸加味。

吴茱萸2g，肉豆蔻6g，补骨脂10g，五味子5g，乌药6g，小茴香3g，香附6g，荔枝4个（连壳核），当归6g，川楝子10g，金匮肾气丸10g（吞），4剂。

会诊二： 2019年9月12日。因住院时原先科室所开药物尚未服完，故上方暂时未服。科室主任称：金匮肾气丸说明书写有孕妇忌服，所以患者拒绝服用。今天阴道出血淡红色。故改方如下：

吴茱萸2g，补骨脂10g，五味子5g，乌药5g，小茴香3g，香附5g，荔枝4个（连壳、核、肉），当归6g，川楝子10g，鹿角胶10g（烊冲），4剂。（结果对方科室开药时，漏开乌药1味）

会诊三： 2019年9月24日。9月23日对方主管主任介绍，患者服药后阴道出血即净，腹痛有所减轻，但尿频并未明显改善，近日外感。

方药： 吴茱萸2g，肉豆蔻6g，补骨脂10g，五味子5g，乌药6g，小茴香3g，香附6g，荔枝核6g，当归5g，葱白5条（冲），艾叶炭5g，川楝子10g，七味都气丸10g（吞），4剂。

会诊四： 2019年9月30日。患者拒绝服药，非要等待外感自愈后服用。今外感已清，腹痛减半，夜尿频。舌淡，苔腻，脉不详。

方药： 小建中汤加减。

桂枝6g，炒白芍12g，炙甘草6g，生姜4片，大枣5枚，荔枝核6个，荔枝肉10个（另吃），五味子5g，乌药6g，益智仁10g，鹿角霜10g，覆盆子15g，饴糖50g（冲服），4剂。

其间，对方主管主任打电话说，患者的腹痛基本已好，应该请患者给你送锦旗。

会诊五： 2019年10月22日。今日患者康复出院。两侧腹股沟疼痛未发作，局部挤压时偶有疼痛，腰酸疼，大便正常，夜尿6~7次。患者说，等她坐完月子，一定会前来送锦旗的。舌淡红，苔薄白，脉不详。

方药： 小建中汤加减。

桂枝6g，炒白芍12g，炙甘草6g，生姜3片，大枣5g，饴糖50g（冲服），益智仁10g，巴戟天10g，乌药6g，荔枝核10g，仙鹤草20g，荔枝壳5个，荔枝肉10个，7剂。

【按语】鼠蹊疼痛常责之肝经有寒，经络阻滞，故以四神丸温肾固涩，佐诸药调气止痛。吴鞠通在《温病条辨》中说："每殒胎五六月者，责之中焦不能荫胎，宜平日常服小建中汤。"小建中汤具有温中补虚、缓急止痛的功效，添加温补肾阳之品、调理气机之药，终使鼠蹊疼痛治愈。其中的荔枝值得一提，荔枝壳、核疏肝理气，荔枝肉补肾调气，是治妊娠腹痛的良药。

妊娠彻夜不寐1周会诊案

夏某，女，38岁。初诊：2018年4月9日。

患者停经31天，腰酸半天。近1周无明显诱因下出现失眠，彻夜不寐，在病房走廊来回踱步，心情烦躁，胸闷心慌，精神崩溃，胃纳尚可，二便调。今B超检查：子宫前位，形态尚规则，宫腔内可见妊娠囊回声，大小37mm×18mm×27mm，囊壁清楚规则，囊内可见胚芽回声，长约7mm，可见原始心管搏动。生育史

1-0-3-1，2008年足月顺产一女，体健，人工流产2次，2017年孕60余天因胚胎停止发育行清宫术。结论：宫内早孕（约7周）。

会诊一： 2018年4月9日。鼻衄，两颧潮红。舌淡红，苔薄白，脉细滑。

中医诊断： 妊娠失寐（阴虚火旺），妊娠鼻衄（虚火上炎）。

西医诊断： 早孕，失眠。

治法： 养阴，清火，安神。

方药： 黄连阿胶汤合百合鸡子黄汤。

黄连5g，阿胶10g(烊冲)，鸡子黄一枚(冲)，炒白芍10g，炒黄芩5g，百合15g，柏子仁10g，酸枣仁10g，龙齿30g（先煎），秫米30g，茯苓10g，甘松10g，3剂。

会诊二： 2018年4月12日。夜寐可达2~3小时，鼻衄减少，面部潮红减退，今阴道少许出血；腰酸，乏力，两脚尤甚；下肢出汗甚多，汗后觉凉；易怒，半夜烦躁，夜尿多，梦中身体飘飞。舌脉如上。

方药： 守上方，黄芩改为黄芩炭10g；加五味子5g，小麦30g，3剂。

会诊三： 2018年4月16日。睡眠时间达9小时，鼻衄除，面部潮红退尽，阴道出血减少，呈粉红色，梦除。舌淡红，苔薄白，脉细。

方药：猪苓10g，茯苓10g，阿胶10g（烊冲），黄芩炭6g，龙齿20g（先煎），五味子5g，小麦30g，山茱萸12g，3剂。

会诊四：2018年4月19日。4月17日未服药，4月18日仅服1次药。昨晚因病房蚊子而影响睡眠，阴道少许出血，昨天鼻衄。舌淡红，苔薄白，脉细。

方药：守4月12日方，加竹茹12g，3剂。

药毕，诸症均愈。

【按语】《伤寒论》称："少阴病，得之二三日以上，心中烦，不得卧，黄连阿胶汤主之。"该方与患者证型十分吻合，百合鸡子汤是《金匮要略·百合狐惑阴阳毒病症治》中主治"百合病，吐之后"的方剂，以药测证，同样具有滋阴养心安神的作用。梦中身体飘飞，属于心虚，故用五味子、小麦养心。

子上冲心不能卧3周会诊案

陈某，女，38岁。因"孕30周，腹部胀痛，发紧2周，收住入院,经治未效,加重1周"前来会诊。

会诊一: 2019年11月12日。患者于孕28周时出现腹部胀痛、发紧,持续1小时,甚至整夜。产检发现宫缩过频。胎儿上顶时呼吸困难,不能平卧,经常一夜只睡1小时。曾于当地某医院就诊,无明显疗效。纳果,大便1~2天1次,如羊屎状,矢气不多,嗳气。既往史:妊娠期间血糖偏高。生育史:1-0-8-1。2019年11月11日B超检查示胎盘下缘距子宫内口16mm,胎心136次/分,羊水指数95,宫颈管长45mm,脐动脉S/D2.5。舌边疼痛,舌淡红,苔薄白,脉滑。

诊断: 子悬(胎气上逆)。

治法: 调气安胎。

方药: 紫苏散加味。

苏梗12g,苏叶5g,大腹皮12g,党参15g,川芎9g,陈皮12g,炒白芍12g,当归9g,炙甘草6g,乌药5g,制大黄6g,3剂。

会诊二: 2019年11月15日。药后胎儿上顶呼吸困难症状已除,仍觉腹部发紧,无胀痛,但程度较前稍减轻,臀部疼痛整夜难眠。11月13日晚,臀部疼痛不明显,睡眠时间从晚上11:30至次晨6:30,近两天鼻衄1次,大便正常。舌脉如上。

方药: 十三太保方。

菟丝子3g, 当归5g, 川芎5g, 厚朴3g, 艾叶3g, 黄芪3g, 荆芥3g, 川贝母5g, 炒枳壳2g, 羌活2g, 炒白芍6g, 甘草3g, 4剂。

会诊三: 2019年11月19日。腹部发紧频率减少, 持续时间缩短, 从以前的7~8小时, 缩短至2~3小时。大便稍难如羊屎, 睡眠时好时差, 两侧臀部疼痛略减。舌脉如上。

方药: 守上方, 7剂。

嘱食火龙果、猕猴桃, 以润大便。

会诊四: 2019年11月29日。腹部发紧、疼痛明显好转, 睡眠及精神改善。诉昨晚吃鸡后, 再现腹部疼痛发紧, 但症状较前均轻, 大便日解1次, 舌脉如上。

方药: 守上方加味。

菟丝子3g, 当归5g, 川芎5g, 厚朴3g, 艾叶3g, 黄芪3g, 荆芥3g, 川贝母5g, 炒枳壳2g, 羌活2g, 甘草3g, 炒白芍6g, 莲蓬10g, 7剂。

药后症状缓解。

【按语】子悬甚时胎攻心, 紫苏散能使儿静; 若见宫缩频频发, 十三太保颇神灵。

子嗽1周夜不成寐会诊案

王某，女，29岁。因"胚胎移植术后9天，阴道出血3天，咳嗽1周，住院治疗未愈"前来会诊。

会诊一： 2021年1月18日。患者现咽部瘙痒，成天呛咳不断，无法入睡，无痰，口咽干燥，胃脘烧灼感，阴道少许出血，纳可。妊娠合并糖尿病。舌边尖稍红，苔薄白，脉弦细滑。

诊断： 子嗽、胎漏（肺胃阴虚）。

治法： 滋阴润肺，益胃生津，降逆止咳。

方药： 麦门冬汤加减。

麦冬12g，半夏6g，北沙参15g，甘草6g，粳米1撮，木蝴蝶9g，桑白皮10g，炒栀子10g，3剂。

会诊二： 2021年1月21日。阴道出血、胃脘烧灼感已除，夜间咽干呛咳如上。舌脉如上。

方药： 清燥救肺汤加减。

桑叶10g，石膏12g（先入），甘草6g，枇杷叶12g，北沙参15g，麦冬12g，杏仁10g，桔梗10g，木蝴蝶10g，射干3g，梨皮1

个，茅根15g，4剂。

会诊三：2021年1月25日。呛咳减轻，夜间咳嗽停止，可以入睡，便秘，大便量少。舌脉如上。

方药：守上方，加瓜蒌实20g，罗汉果10g，3剂。

会诊四：2021年1月28日。呛咳续减，咽不利，咽痒。舌脉如上。

方药：守上方，去白茅根、枇杷叶；加诃子10g，川贝粉5g（吞），4剂。

会诊五：2021年2月1日。呛咳续减，因血糖高，控制饮食而乏力，胸闷气短，口干，自汗。舌脉如上。

方药：青黛3g（冲），牡蛎15g（先入），桑白皮12g，知母10g，地骨皮10g，石膏15g（先入），北沙参15g，麦冬12g，苦杏仁10g，木蝴蝶9g，诃子10g，川贝粉5g（吞），梨皮1个，4剂。

会诊六：2021年2月5日。呛咳续减，咽痛，咽干，有少许痰，口水多。

方药：青黛3g（冲），牡蛎20g，芦根20g，天花粉10g，木蝴蝶6g，桔梗6g，诃子10g，川贝粉5g（吞），甘草6g，杏仁10g，3剂。

会诊七：2021年2月9日。呛咳十去其八，纳便正常，恶阻。

舌红减退，苔薄白，脉细滑。

方药： 守上方，加佛手10g，桑白皮9g，7剂。

会诊八： 2021年2月18日。呛咳已除，晨起口干，咽部有痰，盗汗，便秘。舌淡红，苔薄白，脉细滑。

方药： 黛蛤散12g，天花粉12g，芦根30g，玉米须30g，知母10g，木蝴蝶6g，射干5g，浙贝10g，桑白皮10g，桑叶10g，4剂。

【按语】《金匮要略·肺痿肺痈咳嗽上气病脉证治》载："大逆上气，咽喉不利，止逆下气者，麦门冬汤主之。"条文与该案十分吻合，但是用之未效，分析还是存在选方或药量上的错误。后来改用喻嘉言《医门法律》的清燥救肺汤加减，疗效卓著。第六诊用青黛、牡蛎者，因蛤壳缺货，本《医说》黛蛤散清肝泻肺之意，发现黛蛤散有成药可买，遂用成药。

子嗽1个月余会诊案

李某，女，27岁。因"停经2月余，咳嗽咳痰1月余"收住入院。

患者反复阵发性咳嗽1个多月，痰多色白如泡沫状，无咳血，无外感发热，无胸闷胸痛。口淡无味，口不渴。2017年3月30日B超检查：宫内早孕6周左右。血常规检查：C–反应蛋白基本正常。舌淡红，苔薄白，脉细沉略滑。

中医诊断：子嗽（肺热）。

西医诊断：先兆流产，上呼吸道感染。

以生地黄10g，黄芩10g，浙贝母10g，甘草3g，生白芍20g，竹茹9g，蒲公英15g，柴胡10g，板蓝根15g，芦根15g，蔻仁5g增损，并未收到治疗效果。

其间曾请呼吸科医师会诊，也予中药调理，症状仍未改善。

会诊一：2017年4月19日。病史如上。舌淡红，苔薄白，脉细滑。

中医诊断：咳嗽（寒饮伏肺）。

治疗：温肺化饮。

方药：苓甘五味姜辛汤加减。

茯苓10g，炙甘草6g，五味子3g，干姜5g，细辛2g，百部10g，诃子10g，炒莱菔子6g，苏子6g，3剂。

会诊二: 2017年4月22日。咳嗽明显好转，口淡已除，口干。患者马上出院，保持门诊继续治疗。舌淡红，苔薄白，脉细略滑。

方药: 守上方，干姜减至3g，细辛减至1g；加罗汉果1个，7剂。

会诊三: 2017年4月29日。咳嗽轻微，泡沫痰已除，鼻塞，喷嚏，昨日便软，日行2次。舌脉如上。

方药: 守上方，加金沸草10g，前胡10g，5剂。

会诊四: 2017年5月4日。咳嗽基本消失，无鼻塞，夜间咽痒，口干。舌脉如上。

治法: 化痰止咳。

方药: 茯苓杏仁甘草汤加味。

茯苓10g，炙甘草6g，杏仁10g，金沸草10g，白前10g，百部10g，款冬10g，紫菀10g，诃子10g，5剂。

【按语】苓甘五味姜辛汤是《金匮要略·痰饮咳嗽病脉证并治》治疗"冲气即低，而反更咳，胸满者"方。此外，《金匮要略·胸痹心痛短气病脉证治》称："胸痹，胸中气塞，短气，茯苓杏仁甘草汤主之。"其实，该方还是治疗痰嗽的方剂。

子嗽20余天会诊案

施某，女，38岁。因"停经16周，反复咳嗽20余天"，于2017年4月10日入院。

患者末次月经2016年12月20日来潮。20天前，患者无明显诱因下出现咳嗽咳痰，痰色白、质黏，咽痒，伴咽喉肿痛，于当地诊所口服中药治疗，具体不详，症状未见明显缓解。16天前咳嗽加重，咳嗽呈阵发性，痰色偏黄、质黏，咽痛不适，至某大医院就诊，予头孢呋辛片抗感染治疗，症状未见好转。我院门诊查血常规、C-反应蛋白均正常，B超检查示宫内单胎存活（约15周）。门诊拟"妊娠合并上呼吸感染"收住入院。舌淡红，苔薄白，脉细。

中医诊断：子嗽（风寒束表，寒饮内停）。

治法：解表散寒，温肺化饮。

方药：小青龙汤加减。

麻黄9g，桂枝9g，细辛3g，白芍10g，半夏12g，干姜6g，炙甘草6g，五味子6g，茯苓15g，厚朴10g，杏仁5g，3剂。

2017年4月12日：咳嗽未有好转，夜间气冲咳嗽较剧，不能入眠。舌脉如上。

方药： 麻黄9g，桂枝9g，五味子6g，炒白芍10g，姜半夏12g，干姜6g，甘草6g，厚朴10g，石膏20g，茯苓15g，桔梗9g，枳壳10g，4剂。

会诊一： 2017年4月17日。咳嗽未见明显好转。舌尖稍红，苔薄白，脉细。

中医诊断： 子嗽（肺热夹肝气上逆）。

治法： 宣肺清热，疏肝理气。

方药： 麻杏石甘汤合四逆散。

炙麻黄6g，杏仁10g，石膏12g，炙甘草5g，柴胡9g，炒白芍10g，枳壳6g，桔梗5g，罗汉果半个，3剂。

会诊二： 2017年4月20日。药后咽痒即除，气逆即平，咳嗽明显减轻，可以入眠。舌质淡，苔薄白，脉细。

方药： 守上方，加前胡10g，4剂。

会诊三： 2017年4月24日。偶有咳嗽、胸闷，痰不多。舌质淡，苔薄白，脉细。

方药： 炙麻黄6g，杏仁10g，石膏12g，炙甘草6g，竹茹10g，桔梗6g，浙贝母10g，前胡10g，百部10g，罗汉果半个，7剂。

【按语】中医有"木火刑金"的说法。肝木其位在下，肺金其位在上。肝郁火炎，上熏肺金，有气上冲，其咳甚剧，难以平抑。故该案之妙，在于"木郁达之"，用四逆散疏调肝气，用麻杏石甘汤清肺止咳，肝肺同治，相得益彰。

妊娠咳嗽、呕吐、心悸会诊案

叶某，女，34岁。因"孕21⁺周恶心呕吐"入院。

入院后予补液治疗后，症状时有反复。8月10号出现发热，咽喉肿痛，咳嗽咳痰，予头孢曲松钠针抗感染治疗后，体温降至正常已5天。现咳嗽咳痰明显，痰多色白，食欲可，但食入即吐，偶有胸闷、肢麻，2004年曾因心动过速行射频消融术。

会诊一： 2017年8月16日。来门诊时，听患者咳嗽痰声明显，痰色白呈泡沫样，口干，饮水即吐，有食欲，食入即吐，嗳气不多。舌淡红，多津液，苔薄白，脉细软滑。

中医诊断： 子嗽（痰饮内阻）。

治法： 温肺化饮，降逆止呕。

方药: 苓桂术甘汤合三子养亲汤加味。

茯苓10g，桂枝5g，炒白术10g，炙甘草6g，炒莱菔子9g，白芥子3g，苏子6g，半夏10g，陈皮10g，瓜蒌皮10g，3剂。

嘱先试煎少量，浓缩频服。如药入呕吐，可改为保留灌肠。

会诊二: 2017年8月19日。口服药物无呕吐，并诉服药后自觉舒服，咳痰减少，呕吐缓解，纳可。舌脉如上。

方药: 守上方，加前胡10g，杏仁10g，3剂。

会诊三: 2017年8月21日。因症状减轻，多吃水果后口水增多。呕吐消失，食欲增加，仍有咳嗽，大便正常，心悸。24小时动态心电图提示窦性心律不齐，偶发房性早搏，心率105次/分。舌脉如上。

方药: 守8月16日方，去瓜蒌皮；加百部10g，白前10g，煎金戒指1枚代水，3剂。

会诊四: 2017年8月24日。口水减少，咳嗽好转，心悸稍缓，心率94次/分。舌淡红，苔薄白，脉细。

方药: 中药守8月16日方，去瓜蒌皮；加远志10g，菖蒲10g，百部10g，煎金戒指1枚代水，4剂。

会诊五: 2017年8月28日。心悸除，心率76次/分，偶有咳嗽，二颞箍痛。舌淡红，苔薄白，脉细。今日带药出院。

方药：守8月16日方，去瓜蒌皮；加前胡10g，白芷6g，3剂。

【按语】该案的要点是对痰饮内阻的辨证——咳痰多，色白如沫，饮水即吐，口干，胸闷肢麻，舌滑多津，故选用苓桂术甘汤合三子养亲汤治疗。对于患者窦性心动过速，心律不齐，偶发房性早搏的治疗，使用重镇的金戒指治疗是用药的亮点，且疗效非凡。

妊娠期糖尿病会诊案

林某，女，35岁。因"停经27^{+2}周，腰酸2个月余"于2018年10月23日入院。

2个多月前，患者无明显诱因卜出现腰酸不适；伴口干，无腹痛，无腹泻，无下腹紧缩感，无阴道流血、排液，未予重视。10月3日查空腹血糖4.51mmol/L，餐后1小时血糖10.9mmol/L，餐后2小时血糖11.1mmol/L。予饮食控制后，10月22日复查空腹血糖4.37mmol/L，餐后2小时血糖9.9mmol/L。现患者腰酸仍存，偶有下腹紧缩感，持续时间4~5秒，无腹痛，无腹泻，无阴道流血、排液。身体检查：生命体征平稳，甲状腺不肿，心肺无殊。腹膨隆，宫底脐上三指，腹软，未扪及明显宫缩。胎心159次/分。两肾区叩击痛阴性，两下肢无水肿，神经系统检查无殊。生育史：1-0-0-1，2007年剖宫产一女，现身体健康。舌质淡红，苔薄白，脉细滑。

2018年8月18日，瑞安妇幼保健院妊娠中期筛查：21三体风险1/549，18三体风险1/40718，孕妇血清学产前筛查风险阴性。2018年9月3日，瑞安妇幼保健院无创DNA检查均低风险。2018年10月3日，瑞安市妇幼保健院查空腹血糖4.51mmol/L，餐后1小时血糖10.9mmol/L，餐后2小时血糖11.1mmol/L。2018年10月22日，瑞安市妇幼保健院查空腹血糖4.37mmol/L，餐后2小时血糖9.9mmol/L。2018年10月3日，瑞安市某医院B超提示中期妊娠，单胎，胎儿存活，目前超声估计孕龄23$^{±4}$周，脐带绕颈1周。双顶径55mm，头围214mm，股骨长42mm，脐动脉S/D1.8，羊水平段45mm。2018年10月11日，胎儿超声心动图未见明显异常。

住院诊断： 先兆流产，妊娠期糖尿病，瘢痕子宫。

会诊一： 2018年11月2日。患者入院后测糖化血红蛋白5.3%，空腹血糖控制在4.4~8.0mmol/L，餐后血糖6.0~11.8mmol/L，现仅依靠饮食控制，血糖不理想，考虑必要时予胰岛素治疗，但遭受患者拒绝。自诉口糜、耳窒已除，头晕，寐可，口干，大便偏干。舌淡红，苔薄腻，脉滑细。

中医诊断: 妊娠消渴（肾阴不足，虚火偏旺）。

西医诊断: 妊娠期糖尿病。

治法: 滋肾清热。

方药: 麦味地黄汤加味。

麦冬9g，五味子9g，熟地黄15g，山茱萸10g，山药10g，茯苓10g，牡丹皮9g，泽泻10g，糯稻根30g，地骨皮10g，淡竹叶10g，知母10g，5剂。

会诊二: 2018年11月6日。空腹血糖控制在4.3~5.5mmol/L，餐后血糖6.2~11.3mmol/L。口略干，喜饮，便干。舌淡红，苔薄白，脉细滑。

方药: 守上方，去糯稻根、地骨皮、知母，淡竹叶加至15g；加石斛15g，玄参10g，天花粉12g，玉米须30g，6剂。

会诊三: 2018年11月13日。2018年11月9日B超示宫内单胎，29$^{±1}$周。患者口干明显好转，空腹血糖控制在4.5~5.1mmol/L，餐后血糖6.4~10.7mmol/L，寐浅。舌淡红，苔薄白，脉细滑。

方药: 守上方, 熟地黄改为生地黄15g; 加酸枣仁20g, 知母10g, 7剂。

会诊四: 2018年11月20日。血糖控制理想, 今空腹血糖4.8mmol/L, 餐后血糖6.3mmol/L, 口干已除, 大便改善, 寐可。舌稍滞, 脉细, 苔薄白。今日出院带药。

方药: 守上方, 加北沙参15g, 7剂。

【按语】妊娠期糖尿病会引起胎儿宫内发育迟缓、巨大胎儿, 还有胎儿高胰岛素血症、胎儿肺发育成熟障碍延迟, 甚至出现胎死宫内。虽然注射胰岛素可以有效控制血糖, 但也会受到部分孕妇的抵制。中药控制血糖, 解决了这一难题。

• 妊娠期干燥综合征面部皮肤病损会诊案

林某, 女, 37岁。孕47天, 因发现"面部皮肤病损17天"要求会诊。

会诊一: 2018年4月23日。患者平素月经规则, 周期30天, 经期4~5天, 经量少, 经色红, 无血块, 无痛经。末次月经2018年3月8日来潮。4月4日自测尿妊娠试验阳性, 同日查人绒毛膜促性腺激素84.9mIU/mL，确认妊娠。4月6日，患者两眼、口唇周边出现红疹，伴瘙痒，服用中草药后症状稍缓解。曾因"先兆流产、干燥综合征"在我科住院，予黄体酮针、地屈孕酮片、维生素E胶囊、叶酸片、阿司匹林肠溶片、达肝素钠针、优甲乐片、强的松片、硫酸羟氯喹片等保胎治疗，症状好转后出院。4月23日本院B超检查：子宫前位，形态尚规则，宫腔内可见妊娠囊回声，大小37mm×14mm×23mm，囊壁清，规则，囊内可见胚芽回声，长约6mm，可见原始心管搏动。两侧卵巢显示清晰，大小正常，未见明显异常回声。宫内早孕（6$^+$周）。子宫动脉血流检测：左子宫动脉峰值流速55cm/s，RI0.89，S/D9.27；右子宫动脉峰值流速95cm/s，RI0.83，S/D5.89。生育史：1-0-8-1（顺产一女）。今日患者无明显诱因下，阴道少量咖啡色出血，腰酸不适，两眼、口唇周边红疹明显，瘙痒仍未缓解，无腰痛，无恶心呕吐。前一胎妊娠期间也同样出现面部皮肤病损，随后胎儿停止发育。舌淡红，苔薄白，脉细。

中医诊断： 胎漏（血热），妊娠瘙疹（风热）。

西医诊断： 妊娠期面部皮肤病损待查？先兆流产。

治法： 清热，凉血，疏风。

方药: 桑叶15g, 木贼10g, 淡豆豉10g, 荆芥10g, 女贞子20g, 决明子15g, 防风10g, 黄芩炭10g, 生地黄10g, 墨旱莲20g, 3剂。

会诊二: 2018年4月30日。阴道出血减少、色淡, 面部皮损稍缩小, 大便每日一解、质干, 胃脘胀, 口淡, 多口水。舌淡红, 苔薄腻, 脉细。

方药: 守上方, 去生地黄; 加蝉蜕9g, 佛手10g, 僵蚕6g, 3剂。

会诊三: 2018年5月3日。阴道出血未净。5月4日查血D-二聚体0.27mg/L, 人绒毛膜促性腺激素170510.0mIU/mL, 孕酮163.800nmol/L。2017年12月27日本院抗核抗体(IIF)1:100阳性核颗粒型, 抗核抗体(第二核型)1:100弱阳性核仁型, 抗SSA(LIA)阳性, 抗SSB(LIA)弱阳性, 抗Ro-52抗体(LIA)阳性。舌脉如上。

治法: 疏风清热凉血。

方药: 麻黄连轺赤小豆汤加味。

方药: 炙麻黄6g, 连翘10g, 赤小豆20g, 生地黄15g, 桑白皮10g, 蝉蜕10g, 僵蚕10g, 蕲蛇10g, 紫草10g, 4剂。

会诊四: 2018年5月10日。阴道出血净3天,面部病损充血略减,便秘,舌脉如上。

方药: 蝉蜕10g,生白芍10g,地骨皮10g,牡丹皮6g,僵蚕10g,蕲蛇10g,生地黄20g,桑白皮10g,紫草10g,生甘草5g,5剂。

会诊五: 2018年5月16日。面部皮损继减,经温州医学院附属某院皮肤科主任会诊,未能确诊。口苦,便疏,舌脉如上。

方药: 蝉蜕10g,生白芍10g,白薇10g,牡丹皮10g,僵蚕10g,蕲蛇10g,生地黄20g,桑白皮10g,紫草10g,炒栀子10g,7剂。

会诊六: 2018年5月30日。大便正常,无阴道出血,无胃痛,无呕吐。舌淡红,苔薄白,脉细。

方药: 守上方,加桑寄生15g,7剂。

会诊七: 2018年6月6日。口水多,面部皮损减退明显。舌脉如上。

方药: 温胆汤加减。

半夏9g,陈皮10g,茯苓10g,炙甘草6g,枳壳5g,竹茹10g,蕲蛇10g,僵蚕10g,蝉蜕6g,牡丹皮10g,桑白皮10g,7剂。

会诊八: 2018年6月13日。孕3月+4天,口苦,口水多,面部皮损继续减退。免疫球蛋白E190IU/mL, 补体C3 0.79g/L。舌脉如上。

方药: 守上方, 7剂。

会诊九: 2018年6月20日。纳欠不馨, 口苦, 痰多。舌淡红, 苔薄白, 脉细。

方药: 温胆汤加减。

枳壳5g, 竹茹10g, 半夏10g, 陈皮10g, 茯苓10g, 炙甘草6g, 蕲蛇10g, 僵蚕10g, 蝉蜕6g, 牡丹皮10g, 桑白皮10g, 7剂。

会诊十: 2018年6月27日。面部皮损继续好转, 咳嗽, 口不和。舌脉如上。

方药: 守上方, 加桔梗6g, 7剂。

会诊十一: 2018年7月4日。孕16$^+$周, 咳嗽除, 口苦, 口水稍多。舌脉如上。

方药: 守上方, 去桔梗, 加佛手10g, 7剂。

会诊十二: 2018年7月11日。口水多, 纳欠。7月4日查血抗SSA抗体(++), 抗Ro-52抗体(+++), 抗SSB抗体(+), 抗心磷脂抗体(-), D二聚体0.2mg/L, 狼疮抗凝物1.12, 血沉22mm/h, 血常规正常。诊断为干燥综合征。舌淡红, 苔薄腻, 脉滑。

方药: 温胆汤加减。

半夏9g, 陈皮10g, 茯苓10g, 炙甘草6g, 枳壳5g, 竹茹10g, 蕲蛇10g, 僵蚕10g, 蝉蜕6g, 佛手10g, 7剂。

会诊十三: 2018年7月20日。孕19周,面部皮损继续减退, 恶心,口涩,嗳气。舌脉如上。

方药: 守上方,加苏梗10g, 7剂。

会诊十四: 2018年7月27日。孕20⁺周,症如上,寐差。舌脉如上。

方药: 守上方,加合欢花10g, 7剂。

会诊十五: 2018年8月3日。面部皮损基本消失,牙龈出血。舌脉如上。

方药: 守上方,加白茅根15g, 7剂。

会诊十六: 2018年8月10日。孕22周,牙龈出血减轻,时有时无。舌脉如上。

方药: 守7月27日方,加夜交藤20g,白茅根15g, 7剂。

会诊十七: 2018年8月17日。孕23周,牙龈出血减轻。舌脉如上。

方药: 守7月27日方, 7剂。

会诊十八: 2018年9月10日。孕25⁺周,面部皮损退净。舌脉如上。

方药: 守上方, 7剂。

2020年9月3日电话回访, 患者2019年1月足月剖宫产一子, 婴儿体重6斤多, 很健康。

【按语】有研究发现, 干燥综合征女性患者流产的发生率明显高于对照组。与一般人群中临床确认怀孕的流产率相比, 干燥综合征患者发生流产的概率更高, 这可能与免疫功能紊乱有关。该综合征皮肤黏膜损害表现呈多样性。该病易诱发婴儿的心脏传导阻滞。

• 妊娠期荨麻疹内服外洗会诊案

侯某, 女, 29岁。因先兆流产于本院住院保胎, 既往有1次不良妊娠史 (2016年5月孕3月稽留流产行清宫术1次)。

2017年8月16日: B超检查示宫内早孕约7ˉ周, 子宫动脉阻力指数示双侧子宫动脉舒张期血流反向, 左侧RI1.04, 右侧RI1.07。予口服地屈孕酮片、肌注黄体酮针、皮下注射0.4mL低分子量肝素钙针每12小时一针、静脉滴注生脉针组、口服中药等保胎治疗。

2017年9月6日：腹部瘙痒不适，检查发现局部红肿及硬结，考虑皮下注射低分子量肝素钙引起不适，停生脉针组治疗，改0.4mL低分子肝素钙针每16小时一针，并予清热利湿止痒中药水煎外洗，方药如下：

蛇床子20g，板蓝根20g，蝉蜕15g，土茯苓20g，苍耳子15g，鱼腥草20g，蒲公英20g，白鲜皮20g，苦参20g，3剂。

2017年9月7日：患者腰部及腹部瘙痒不适加重，皮色微红，皮温升高；伴有皮疹突起，高出皮肤，边界清楚，体温正常，查肝功能正常。医嘱予50%葡萄糖针20mL＋10%葡萄糖酸钙针10mL立即静推，以及静滴5%葡萄糖250mL＋维生素C针2.0g每天1次，抗过敏治疗，并禁止患者搔抓，避免感染。局部涂炉甘石洗剂。

2017年9月8日：患者皮肤瘙痒未见缓解，影响睡眠，局部皮温偏高。考虑荨麻疹发作，予清热凉血、疏风止痒中药口服，方药如下：

地肤子10g，白鲜皮10g，荆芥9g，防风10g，甘草5g，连翘10g，苎麻根15g，生地黄10g，金银花10g，黄芩10g，生白芍10g，4剂。

2017年9月9日：患者腰、腹部瘙痒仍存，皮色微红，皮温升高；伴有皮疹突起，高出皮肤，边界清楚。患者体温正常，查肝功能正常。医嘱予临时静推50%GS20mL+10%葡萄糖酸钙针10mL抗过敏治疗。

2017年9月12日：B超检查示宫内早孕约10周；子宫动脉阻力指数，左侧RI0.88，右侧RI0.87。

2017年9月13日：患者腰、腹部瘙痒仍存，夜间显著，影响睡眠。停止肝素钙针注射。

2017年9月15日：患者诉周身瘙痒不适，夜间显著，身冷、无汗。舌淡红，苔薄白，脉细滑。

因患者皮疹持续发作，经治未有好转，请求会诊。

会诊一：2017年9月15日。病史已悉，要求电话会诊、开方。

中医诊断：妊娠瘾疹（风邪客表）。

西医诊断：荨麻疹。

治法：解肌疏风，和血止痒。

方药：葛根汤加味。

葛根12g，桂枝6g，炙甘草6g，炙麻黄6g，炒白芍6g，生姜5片，红枣6个，蕲蛇10g，白蒺藜10g，3剂。水煎服。

益母草100g，分3日水煎，擦洗肌肤，和血止痒。

会诊二： 2017年9月18日。治疗第2天，肌肤瘙痒较前好转。今身痒减轻，可以入眠，腰背部、腹部及双膝部仍可见丘疹，边界清楚。舌淡红，苔薄白，脉细滑。

方药： 守上方，加僵蚕10g，3剂，水煎服。

益母草100g，分3日水煎，擦洗肌肤。

会诊三： 2017年9月21日。9月20日瘙痒明显减轻，仅臀部出现丘疹，睡眠可。今两侧少腹或阵痛，矢气。舌脉如上。

方药： 守上方，加赤小豆15g，5剂。

2017年9月26日B超检查：中期妊娠约12周，颈项透明层厚度（NT）1.7mm。子宫动脉阻力指数，左侧RI 0.75，右侧RI 0.79。

方药： 守上方，5剂。

2017年9月30日，患者周身瘙痒消失，予以出院。

【按语】妊娠瘾疹原本并非疑难疾病，但辨证不准，用药不对，仍然成为屡治乏效的病案。该案病房辨证属风热，我辨证是风邪，故内服方药不同；病房外洗用清热利湿止痒药物，我则选用和血止痒药物，用药亦异。《本经》称益母草"主瘾疹痒，可作汤浴"，我的运用有本于此，亦无堕胎之虞。

妊娠全身过敏性皮炎11天会诊案

姚某，女，33岁，某电视台节目主持人。

会诊一：2010年7月31日。患者妊娠5个月余，外出海岛做节目，吃海鲜、晒太阳，全身瘙痒，红疹风起，面部肿胀11天，无法出镜，经治未效。舌淡红，苔薄腻，脉濡。

中医诊断：妊娠瘙痒（风湿热郁结肌表）。

西医诊断：过敏性皮炎。

治法：疏风解肌，清理湿热。

方药：杏仁10g，蔻仁5g（冲），生薏苡仁20g，半夏9g，厚朴5g，通草5g，滑石粉15g，竹叶10g，蝉蜕5g，白鲜皮10g，地肤子10g，乌梢蛇10g，苦参10g，炒黄柏6g，苍术10g，3剂。水煎服。

紫草30g，连翘30g，苦参50g，3剂。水煎3次，合药液约1500mL，凉后外洗皮肤，不拘次数。

会诊二：2010年8月3日。全身瘙痒减轻，但两上肢水肿灼热明显。舌淡红，苔薄白，脉细。

方药: 白鲜皮15g, 地肤子12g, 忍冬藤15g, 赤小豆15g, 防己6g, 生薏苡仁20g, 冬瓜皮30g, 茯苓皮30g, 通草5g, 乌梢蛇10g, 苦参10g, 3剂。水煎服。

外洗守上方, 加蚕沙30g, 3剂。

会诊三: 2010年8月6日。皮疹减轻, 舌脉如上。

方药: 守上方, 加桑枝10g, 5剂, 水煎服。

外洗守上方, 加桑枝30g, 5剂。

会诊四: 2010年8月11日。皮疹继续减退, 开始脱屑, 上肢水肿消退比较明显。舌脉如上。

方药: 守8月3日方, 去通草; 加土茯苓15g, 炒黄柏5g, 7剂。水煎服。

紫草30g, 苦参50g, 白鲜皮30g, 地肤子30g, 7剂。水煎外洗。

会诊五: 2010年8月16日。手足水肿消退, 食蛋黄后手足瘙痒加剧。舌脉如上。

方药: 麻黄连轺赤小豆汤加味。

炙麻黄6g, 连翘9g, 杏仁10g, 赤小豆20g, 大枣5枚, 桑白皮10g, 生姜3片, 炙甘草6g, 白鲜皮15g, 地肤子15g, 蝉蜕5g, 乌梢蛇10g, 苦参10g, 防己6g, 紫草10g, 7剂。水煎服。

苍耳子30g，蚕沙30g，苦参50g，白鲜皮50g，地肤子50g，7剂。水煎外洗。

会诊六： 2010年8月23日。手足皮疹明显消退，瘙痒减轻，皮屑减少，寐浅，纳稍欠。舌淡红，苔薄白，脉细滑。

方药： 守上方，加夜交藤15g，鸡内金6g，5剂。水煎服。

外洗药同上，5剂。

【按语】三仁汤、麻黄连轺赤小豆汤是我用来治疗湿热型肌肤瘙痒的良方，临证每多切用。添佐外洗方药，功效倍增。

胎膜早破住院3天会诊案

孙某，女，27岁。因"胎膜早破"收住入院治疗。

会诊一： 2012年3月1日。患者孕25周，因小腹胀痛，胎膜早破住院已经3天，带注如水，阴道液pH＞6.5，大便难。因未敢起床，舌脉不详。

中医诊断： 孤浆预下（脾肾两虚）。

西医诊断： 中期妊娠，胎膜早破。

治法: 补益脾肾,收敛固涩。

桑螵蛸15g,生白术30g,芡实30g,金樱子30g,生黄芪15g,升麻6g,苎麻根20g,生山药30g,杜仲12g,5剂。

会诊二: 2012年3月9日。两天前带下增多,稍稠,呈乳白色;昨夜带下又增多,大便1~2天1次,便秘较前好转。今咽痛剧烈,无咳嗽鼻塞流涕,有喷嚏,昨自服板蓝根冲剂。舌脉不详。

方药: 守上方,加桔梗5g,白及10g,5剂。

会诊三: 2012年3月19日。孕28周,因已无羊水早破指征,阴道液pH值正常,已于5天前出院。

家属代诉: 咽痛已除。近来带下如水,带量同前,夜尿时稍多。近半月盗汗,小腹稍胀。近几日每早膀胱充盈,腹压增加时出现尿失禁,双腿乏力。舌脉不详。

方药: 守3月1日方,7剂。

会诊四: 2012年3月28日。电话咨询,患者一切正常。

【按语】仅仅出现少量羊水的胎膜早破,使用中药治疗,或许有成功的机会。治疗的原则多为补益脾肾,收敛固涩。二诊加桔梗一味,有提壶揭盖之义;白及则是收敛生肌的要药。

体外受精胚胎移植后胎心搏动过缓会诊案

但某，女，29岁。因"试管移植术后25天，胎心搏动过缓"会诊。

会诊一： 2019年8月12日。患者7月18日移植冻胚，移植术后用药：地屈孕酮片10mg，每日2次；黄体酮胶囊100mg，每日2次；强的松片5mg，每日1次；芬吗通红、黄各1片，每日3次；阿司匹林肠溶片25mg，每日2次；达肝素钠针5000U皮下注射，每日2次。8月12日，即试管移植术后第25天，B超检查发现宫内孕囊14mm×9mm，胚芽2.7mm，见卵黄囊，胎心搏动过缓，100次/分。生殖中心主治医师认为马上会出现胎停，已经无药可施，故急忙过来会诊。患者诉夜间偶感恶心，无其他不适。生育史：0-0-3-0，（2014年生化妊娠1次，2017年右侧宫外孕1次，2019年右侧宫外孕1次）。舌淡红，苔薄白，脉软滑。

中医诊断： 胎心搏动过缓（心阳不振，气血两虚）。

治法： 振奋心阳，补气养血。

方药： 参附汤合四物汤。

患者配药时，配药人员说附子会堕胎，使用有危险，于是患者坚决要求换药。无奈换方药：别直参5g（调冲），艾叶5g，熟地黄12g，当归6g，川芎6g，炒白芍10g，阿胶10g（烊冲），4剂。

会诊二：2019年8月16日。昨天试管移植医院B超检查提示胎心率正常，但没有写明胎心次数。今再次B超检查，胎心率140次/分，胚芽4.2mm。舌淡红，苔薄白，脉滑。

方药：守上方，加仙鹤草15g，5剂。

【按语】胎心过缓，西医无计，唯等胎停。唐代咎殷《经效产宝》载："安胎有二法，因母病以动胎，但疗母疾，其胎自安；又缘胎有不坚，故致动以病母，但疗胎则母差。其理甚效，不可违也。"故胎病有治胎之法。参附汤治心阳不振神方，有回阳救逆、起死回生之功，奈何偏见未能施用，改用独参汤合胶艾汤，以艾之温代附之热。虽寥寥4剂，亦使风烛之焰复明。

胎儿宫内生长迟缓会诊案

陈某，女，35岁。

会诊一：2020年1月17日。患者未曾生育过。因先天性子宫发育不良，宫腔狭小，于2019年8月14日在宫腔镜下行子宫内膜病损切除术＋子宫内膜息肉切除术＋宫腔扩容术＋宫内避孕装置放置术。2019年10月31日，第二次宫腔镜手术中发现宫腔左右两侧壁见纵行肌性粘连带，呈"竖琴"状，两侧输卵管开口清晰可见，行宫腔镜下子宫病损电切术＋子宫内膜粘连松解术＋宫内避孕装置去除术。2019年12月31日，在某医院生殖中心移植第5天冻胚1枚，绒毛膜促性腺激素上升欠佳，近半月来每天夜里自觉宫缩3次，每次约10秒，次日全天小腹胀痛，无阴道出血，无腹痛。生殖中心用药：黄体酮针、绒毛膜促性腺激素针、达肝素钠针、黄体酮胶囊、环孢素片、芬吗通片、强的松片、阿司匹林片，曾用中西医结合方法保胎治疗，后以失败告终，1月24日自然流产。1月31日B超提示宫腔胎物残留，服用生化汤后，2月19日复查B超，宫腔内未见异常。生殖中心现存冻胚6枚。当前先调养身体，准备7月份再行胚胎移植术。由于移植之前患者精神紧张，经常出现寐差，纳减，胃脘部隐痛，恶心，反酸，大便软黏不成形。根据辨证论治，分别给予十全大补汤加减、四物汤加减、八珍汤加减、十味温胆汤加减、平胃散加减、四逆散加减、小建中汤加减、固冲汤、助孕汤等方药。

会诊二： 2020年6月23日。今日移植冻胚2枚，寐差，精神紧张，胃脘不适较前减轻。舌淡红，苔薄白，脉细。

中医诊断： 胎萎不长（肾虚）。

治法： 温肾安胎。

方药： 鹿角片10g，菟丝子15g，桑寄生15g，续断10g，杜仲10g，仙鹤草20g，淫羊藿15g，巴戟肉12g，炒山药15g，莲蓬10g，荆芥炭10g，阿胶10g（烊冲），夜交藤20g，合欢花10g，7剂。

会诊三： 2020年7月2日。小腹坠微痛，无阴道出血，无腰酸，纳可，大便软不成形、质黏，小便正常，寐差，晨起口苦。7月1日测绒毛膜促性腺激素99.2mIU/mL。生殖中心用药：强的松5mg，每日1次；芬吗通片口服，早上黄1片、中午红1片、晚上黄1片；地屈孕酮片10mg，一日2次，口服；安琪坦，早上0.2g口服、晚上0.2g塞阴道；依诺肝素针6000U皮下注射，每日1次。

方药： 鹿角片10g，菟丝子15g，桑寄生15g，续断10g，杜仲10g，仙鹤草20g，淫羊藿15g，巴戟肉12g，炒山药15g，莲蓬10g，炒白术10g，炒黄芩10g，炒谷芽10g，炒麦芽10g，神曲10g，4剂。

固肾安胎丸1包，每日3次，口服。

会诊四： 2020年7月6日。7月3日测绒毛膜促性腺激素

198.3mIU/mL，D-二聚体0.21mg/L，血小板最大聚集率38.3%，孕酮45.82nmol/L，雌二醇396pmol/L，促甲状腺素3.22μIU/mL，血清游离甲状腺素18.4pmol/L，甲状腺球蛋白抗体＜10IU/mL，抗甲状腺过氧化酶抗体 27.84IU/mL。7月6日测绒毛膜促性腺激素644mIU/mL，D-二聚体0.22μg/mL，血小板最大聚集率38.3%，孕酮＞60ng/mL，雌二醇111.85pg/mL。

方药：守上方，4剂。

西药同上，改依诺肝素针为达肝素钠针5000U皮下注射，每日1次；加阿司匹林片25mg，每日3次，口服。

会诊五：2020年7月9日。绒毛膜促性腺激素2839mIU/mL，孕酮46.56nmol/L，雌二醇495pmol/L，血小板最大聚集率 6.0%。寐浅，多梦，入睡困难，一夜睡眠4～5小时，大便次数多、一天3次、量少、软黏，矢气多，胃胀痛，嗳气不多。舌脉如上。

方药：守上方，去谷麦芽、神曲，3剂。

西药用法同上。

会诊六：2020年7月13日。测绒毛膜促性腺激素8945mIU/mL，孕酮53.78nmol/L，雌二醇506pmol/L，血小板最大聚集率 5.5%。带下量多色黄、有异味，小腹胀痛，大便一天1~2次。舌脉如上。

治法：活血利水。

方药：当归芍药散加味。

当归6g，炒白芍10g，泽泻10g，炒白术10g，茯苓10g，川芎6g，丹参10g，丹皮9g，益母草10g，莲蓬10g，4剂。

固肾安胎丸，每次1包，一日3次，口服。

西药同上，改达肝素钠针5000U 皮下注射，一日2次；加硝苯地平片10mg，一日2次，口服；西地那非片25mg，每晚塞阴道。

会诊七：2020年7月16日。测绒毛膜促性腺激素15567mIU/mL，孕酮109.8nmol/L，雌二醇573pmol/L，血小板最大聚集率6.1%。近3日失眠，一夜仅睡1~3小时，手心发热。舌脉如上。

方药：守上方，加夜交藤20g，合欢花12g，4剂。

固肾安胎丸，每次1包，一日3次，口服。

西药同上，加羟氯喹片0.1，一日2次，口服。

会诊八：2020年7月20日。绒毛膜促性腺激素22622mIU/mL，孕酮37.56nmol/L，雌二醇403.62pmol/L，D-二聚体0.22μg/

mL。B超检查示宫内早孕约40¯天，孕囊17mm×8mm×15mm，内见胚芽，头臀长4mm，可见原始心管搏动，宫腔内局限性液暗区6mm×5mm×6mm，宫腔积液8mm×4mm。阴道出血2天，夹有少量咖啡色，小腹坠痛。舌脉如上。

方药：守上方，3剂。

西药同上。

会诊九：２０２０年７月２３日。测绒毛膜促性腺激素32813mIU/mL，孕酮26.42nmol/L，雌二醇841pmol/L，血小板最大聚集率6.1%。阴道出血未净，夹有少量咖啡色，寐欠。舌脉如上。

治法：温肾安胎。

方药：鹿角片10g，菟丝子15g，桑寄生15g，续断10g，杜仲10g，仙鹤草20g，淫羊藿15g，巴戟肉12g，炒山药15g，莲蓬10g，荆芥炭10g，阿胶10g（烊冲），4剂。

西药同上，加黄体酮针40mg，肌内注射，每日1次。

会诊十：2020年7月27日。阴道出血净。测绒毛膜促性腺激素49335mIU/mL，孕酮78.43nmol/L，雌二醇1287pmol/L，血小板最大聚集率6.0%，丙氨酸氨基转移酶67U/L，谷草转氨酶31U/L，γ谷氨酰转移酶113U/L。B超检查示宫内早孕（双胎可能,其一7⁺周,另一个未见胚芽)。子宫动脉血流阻力指数,左侧47cm/s,RI0.88,S/D8.7;右侧40cm/s,RI 0.89,S/D9.0。胃脘不适,舌脉如上。

治法: 活血利水。

方药: 当归芍药散加味。

当归6g,炒白芍10g,泽泻10g,炒白术10g,茯苓10g,川芎6g,丹参10g,丹皮9g,益母草10g,莲蓬10g,半夏10g,陈皮10g,3剂。

西药同上,改磺达肝癸钠注射液2.5mg,皮下注射,每日1次。

会诊十一: 2020年7月30日。绒毛膜促性腺激素56105mIU/mL,孕酮58.1nmol/L,雌二醇1268pmol/L,血小板最大聚集率6.9%。B超检查示宫内早孕约55天,孕囊20mm×8mm×20mm,头臀长15mm,可见心搏。阴道出血未净、夹有少许淡咖啡色,空调房怕冷,鼻塞。舌脉如上。

治法: 温肾安胎。

方药: 鹿角片10g,菟丝子15g,桑寄生15g,续断10g,杜仲10g,仙鹤草20g,淫羊藿15g,巴戟肉12g,炒山药15g,莲蓬10g,荆芥炭10g,阿胶10g(烊冲),4剂。

西药同上。

会诊十二： 2020年8月3日。绒毛膜促性腺激素73508mIU/mL，孕酮66.7nmol/L，雌二醇2059pmol/L，血小板最大聚集率6.8%，丙氨酸氨基转移酶23U/L，谷草转氨酶39U/L，γ谷氨酰转移酶109U/L。

方药： 守上方，4剂。

西药同上。

会诊十三： 2020年8月7日。绒毛膜促性腺激素69554mIU/mL，孕酮＞60ng/mL，雌二醇668.88pg/mL。B超检查示宫内早孕（双胎可能，其一7$^+$周，另一个未见胚芽）。子宫动脉血流阻力指数，左侧47cm/s，RI0.88，S/D8.7；右侧40cm/s，RI0.89，S/D9.0。

治法： 活血利水。

方药： 当归芍药散加味。

当归6g，炒白芍10g，泽泻10g，炒白术10g，茯苓10g，川芎6g，丹参10g，丹皮9g，益母草10g，莲蓬10g，3剂。

西药： 黄体酮针20mg，肌内注射，一日1次；磺达肝癸钠注射液2.5mg，皮下注射，一日1次；强的松片5mg，口服，一日1次；芬吗通，口服，早上1片黄、中午1片红、晚上1片黄；地屈孕酮片

10mg，口服，一日2次；阿司匹林片，每次25mg，口服，一日3次；硝苯地平片10mg，一日2次，口服；西地那非片25mg，每晚塞阴道；羟氯喹片0.1，一日2次，口服。

会诊十四：2020年8月10日。绒毛膜促性腺激素77599mIU/mL，孕酮75.3nmol/L，雌二醇2871pmol/L，血小板最大聚集率10.1%。B超检查示宫内早孕（双胎可能，其一9⁻周，另一个未见胚芽）。子宫动脉血流阻力指数，左侧87cm/s，RI 0.77，S/D4.33；右侧65cm/s，RI0.74，S/D3.79。睡眠不佳，舌脉如上。

方药：守上方，加酸枣仁15g，4剂。

西药同上，去黄体酮针、西地那非片。

会诊十五：2020年8月14日。绒毛膜促性腺激素82573mIU/mL，孕酮52.7nmol/L，雌二醇3973pmol/L，血小板最大聚集率7.6%。阴道出血未净，呈咖啡色，今稍减少；寐差，脐周隐痛，大便一天1～2次，质软黏。舌脉如上。

方药：当归芍药散加味。

当归6g，炒白芍10g，泽泻10g，炒白术10g，茯苓10g，川芎6g，丹参10g，丹皮9g，益母草10g，莲蓬10g，酸枣仁15g，4剂。

西药同上。

会诊十六: 2020年8月18日。绒毛膜促性腺激素83873mIU/mL,孕酮29nmol/L,雌二醇4941pmol/L,血小板最大聚集率8.1%。舌脉如上。

方药: 守上方,去酸枣仁,6剂。

西药同上。

会诊十七: 2020年8月24日。孕11^{+5}周,绒毛膜促性腺激素92818mIU/mL,孕酮44.3nmol/L,雌二醇6832pmol/L,血小板最大聚集率7.2%。B超检查示宫内早孕(11^-周),孕囊37mm×28mm×44mm,头臀长42mm,胎心搏动规则;宫腔积液12mm×6mm×10mm。子宫动脉血流阻力指数,左侧85cm/s,RI0.81,S/D5.22;右侧89cm/s,RI0.75,S/D4.0。外感2天,鼻塞清涕晨微黄,咽不痛,无咳嗽,无怕冷,纳差口苦。舌淡红,苔薄白,脉细。

诊断: 胎儿宫内发育迟缓可能。

方药: 守8月18日方,6剂。

西药同上。

会诊十八: 2020年9月1日。孕12^{+6}周,绒毛膜促性腺激素92962mIU/mL,孕酮64.3nmol/L,雌二醇9833pmol/L。B超检查示宫内早孕(约12周),NT 1.3mm,头臀长52mm,双顶径

19mm，股骨长7mm，胎心搏动规则，羊水暗区24mm，胎盘后方液暗区(考虑血池)32mm×12mm×25mm。舌脉如上。

方药：守上方，6剂。

西药同上，改硝苯地平片10mg，一日1次，口服。

会诊十九：2020年9月8日。孕13^{+6}周，绒毛膜促性腺激素76165mIU/mL，孕酮78.6nmol/L，雌二醇>11010pmol/L，血小板最大聚集率6.3%。舌脉如上。

方药：守上方，6剂。

西药：强的松片5mg，一日1次，口服；阿司匹林片25mg，一日1次，口服；磺达肝癸钠注射液2.5mg，隔日1次，皮下注射；硝苯地平片10mg，一日1次，口服。

会诊二十：2020年9月15日。孕14^{+6}周，久坐腰痛，大便一天1次、软黏不成形。血小板最大聚集率7.0%。B超检查示宫内单胎存活（约14周）。子宫动脉血流阻力指数，左侧138cm/s，RI0.6，S/D2.5；右侧144cm/s，RI0.58，S/D2.38。舌脉如上。

方药：守上方，6剂。

西药：强的松5mg，一日1次，口服；阿司匹林片25mg，一日3次，口服；硝苯地平片10mg，一日1次，口服。

会诊二十一：2020年9月22日。孕15^{+6}周，恶心，大便一天

1~2次、软黏不成形。B超检查示宫内单胎存活；双顶径30mm，股骨长14mm；胎心153次／分，羊水暗区30mm；胎盘下缘边缘液暗区29mm×18mm×32mm。舌脉如上。

治法：益气养阴。

方药：生黄芪15g，北沙参15g，麦冬12g，山药15g，炒白术10g，黄精15g，玉竹15g，知母10g，当归9g，天花粉10g，4剂。

西药同上。

会诊二十二：2020年9月26日。孕16⁺³周，妊娠呕吐除，口渴，大便一天1次、色黄，较前正常。舌脉如上。

方药：守上方，加葛根15g，太子参15g，14剂。

西药：强的松片5mg，一日1次，口服；阿司匹林片25mg，一日3次，口服。

会诊二十三：2020年9月28日。孕16⁺⁵周，阴道少许出血2天、呈咖啡色，小腹酸痛，恶心，大便溏、一天1~2次。舌脉如上。

方药：守上方，加阿胶10g（烊冲），仙鹤草15g，旱莲草15g，5剂。

西药同上。

会诊二十四：2020年10月10日。孕18⁺³周，阴道出血净。10

月6日，胎儿染色体非整倍体检测低风险。舌脉如上。

方药：守上方，7剂。

西药同上。

会诊二十五：2020年10月17日。孕19^{+3}周，口干，小腹痛，位置不定，矢气多，大便一天4~5次、少量、不成形。B超检查示宫内单胎存活（胎儿17^{+4}周）；胎心胎动可见，胎心146次／分；胎盘下缘达宫颈内口（胎盘低置状态），帆状胎盘或球拍状胎盘可能；单脐动脉可能，宫颈管长度35mm。舌脉如上。

治法：益气养阴活血。

方药：守9月22日方，加石斛12g，丹参15g，川芎9g，7剂。

西药同上。

会诊二十六：2020年10月22日。孕20^{+1}周，大便一天1~2次、成形，腹胀，寐差。B超检查示宫内单胎存活，胎盘下缘覆盖宫颈内口，胎盘实质内多处液暗区（血池可能），单脐动脉可能，脐带横切面呈"吕"型。宫颈管长度35mm。舌脉如上。

治法：活血利水，益气安神。

方药：当归芍药散加味。

当归6g，炒白术10g，炒白芍10g，川芎6g，茯苓10g，泽泻10g，生黄芪30g，黄精20g，炒扁豆20g，酸枣仁20g，夜交藤

15g, 杜仲12g, 丹参12g, 鲤鱼1条（煎汤代水），7剂。

西药同上。

会诊二十七：2020年11月4日。孕22周，入住某医院产科，予葡萄糖、氨基酸补液治疗。B超检查示宫内单胎存活；双顶径44mm，股骨长29mm，股骨长29mm，腹围143mm；胎心156次／分，羊水中等；胎盘下缘覆盖宫腔最低点宫颈内口，血池20mm×36mm×48mm，单脐动脉。B超医师认为，胎儿宫内发育迟缓，比正常妊娠小3周；住院医师认为，有胎停危险。恶心，纳欠，大便一天1~2次，软不成形，寐差。舌脉如上。

方药：当归芍药散加味。

当归6g, 炒白术10g, 炒白芍10g, 川芎6g, 茯苓10g, 泽泻10g, 生黄芪30g, 黄精20g, 炒扁豆20g, 酸枣仁20g, 夜交藤15g, 杜仲12g, 丹参12g, 合欢花12g, 龙齿20g（先煎），鲤鱼1条（煎汤代水），7剂。

西药：强的松片5mg, 一日1次口服；达肝素钠针5000U皮下注射，一日1次；阿司匹林片25mg, 一日3次，口服；地屈孕酮片，一次1片，一日2次，口服。

会诊二十八：2020年11月23日。孕24⁺⁵周。11月11日B超检查示宫内单胎存活，孕约21周；双顶径50mm, 头围190mm, 股

144

骨长33mm，肱骨长30mm，腹围162mm；胎心153次/分，羊水指数90；脐动脉S/D2.17，球拍状胎盘可能，帆状胎盘不排除，胎盘前置状态，下缘达宫颈内口。11月23日B超示宫内单胎存活，孕约22周；双顶径52mm，股骨长37mm；四腔心可见，胃泡可见，双肾及膀胱见；羊水最深前后径约53mm，胎心150次/分，脐动脉S/D 2.1；胎盘附着于子宫后壁，成熟度I$^+$度，其下缘距宫颈内口，胎儿脐带绕颈一周可能。每次住院医师查房，都提出有胎停危险。寐差，多梦，昨彻夜难眠，夜尿4~5次，输液后踝部水肿，少痰。舌脉如上。

方药：当归芍药散加味。

当归6g，炒白术10g，炒白芍10g，川芎6g，茯苓10g，泽泻10g，生黄芪30g，黄精20g，炒扁豆20g，酸枣仁20g，夜交藤15g，杜仲12g，丹参12g，太子参15g，牡蛎20g，鲤鱼1条（煎汤代水），7剂。

西药同上。

会诊二十九：2020年12月4日。孕26^{+4}周，输液后踝部水肿明显减轻，晨起恶心不适，妊娠糖尿病（现饮食控制，空腹血糖 5.2mmol/L，餐后1小时10.67mmol/L，餐后2小时11.1mmol/L）。胎心检测，一过性心动过缓（60~147次/分）。

舌淡红，苔薄白，脉细。

治法：活血利水益气。

方药：当归芍药散加味。

当归6g，炒白术10g，炒白芍10g，川芎6g，茯苓10g，泽泻10g，生黄芪30g，黄精20g，玉竹15g，丹参20g，菟丝子15g，7剂。

西药：强的松片5mg，一日1次口服；达肝素钠针5000U皮下注射，一日1次；阿司匹林片，一次25mg，一日3次，口服。

会诊三十：2020年12月11日。孕27^{+4}周，B超检查：宫内单胎存活；双顶径55mm，股骨长40mm；胎心139次/分，羊水指数105；脐动脉S/D 2.29，单脐动脉；球拍状胎盘可能，帆状胎盘不排除，胎盘前置状态，胎盘内血窦形成可能。胎儿核磁共振检查：孕25^{+}周，双顶径61mm。舌脉如上。

方药：当归芍药散加味。

当归6g，炒白术10g，炒白芍10g，川芎6g，茯苓10g，泽泻10g，生黄芪30g，黄精20g，玉竹15g，丹参20g，菟丝子15g，杜仲12g，续断12g，7剂。

西药同上。

会诊三十一：2020年12月18日。孕28^{+4}周。B超检查示宫内单胎存活，约28^{+5}周；胎心137次/分，羊水指数105；脐动脉S/D1.82，单脐动脉；球拍状胎盘可能，帆状胎盘不排除；胎盘I级，距宫颈内口约20mm，胎盘内血窦39mm×20mm×28mm。在家属的强烈要求下，医师查房时不再说胎停之类的话。舌脉如上。

治法：活血利水，益气补肾。

方药：当归芍药散加味。

当归6g，炒白术10g，炒白芍10g，川芎6g，茯苓10g，泽泻10g，生黄芪30g，黄精20g，玉竹15g，丹参20g，菟丝子15g，杜仲12g，续断12g，神曲10g，佛手10g，7剂。

西药同上。

会诊三十二：2021年1月8日。孕31^{+4}周。B超检查示宫内单胎存活；双顶径67mm，股骨长48mm；胎心120次/分，羊水指数100；脐动脉S/D 1.78，单脐动脉；胎盘实质内多处液暗区，胎盘内血池形成可能，大者约51mm×26mm×38mm，球拍状胎盘可能，帆状胎盘不排除，距宫颈内口约25mm。空腹血糖6.42mmol/L，D-二聚体0.83mg/L。睡眠多梦，醒后难再入睡，大便一天3次、稍黏。舌脉如上。

治法：活血，利水，益气。

方药: 当归芍药散加味。

当归6g, 炒白术10g, 炒白芍10g, 川芎6g, 茯苓10g, 泽泻10g, 生黄芪30g, 黄精15g, 丹参15g, 菟丝子15g, 益母草12g, 党参15g, 7剂。

西药同上。

会诊三十三: 2021年1月15日。孕32^{+4}周。B超检查示宫内单胎存活; 双顶径71mm, 股骨长51mm; 胎心139次/分; 脐动脉S/D 1.89, 单脐动脉, 球拍状胎盘可能, 帆状胎盘不排除。血糖控制尚可, 大便黏、一天1~2次, 轻微鼻塞, 咽中有痰, 或黄。舌脉如上。

治法: 活血利水, 益气化痰。

方药: 当归芍药散加味。

当归6g, 炒白术10g, 炒白芍10g, 川芎6g, 茯苓10g, 泽泻10g, 生黄芪30g, 黄精15g, 丹参15g, 菟丝子15g, 益母草12g, 党参15g, 竹茹10g, 芦根12g, 7剂。

西药同上。

会诊三十四: 2021年1月21日。孕34^{+6}周, 2月8日剖宫产得一3.5斤重男婴, 身体健康。术中发现球拍状胎盘, 发育差, 只有普通妊娠6个月胎盘大小, 脐带扭曲十分明显。现产后43天, 婴儿体重已增至6斤。

【按语】胎儿宫内生长迟缓是指胎儿体重低于同龄平均体重的两个标准差，或是同龄体重的第10百分位以下，体重小于2500g。胎儿宫内生长迟缓儿围产期发病率和死亡率比正常儿高6~8倍。该患者先天性子宫发育不良，宫腔狭小，子宫内膜息肉，子宫内膜粘连，曾做过宫腔镜手术。由于宫腔内环境不佳，导致第一次胚胎移植失败。经过半年的调理，第二次胚胎移植终于成功。但在胚胎移植的第20天，发现绒毛膜促性腺激素上升的幅度减缓，配合西药抗凝、抗血栓药物，中药改用活血利水的当归芍药散加味治疗。随着胎儿的发育，发现原来双胎妊娠已经停育一胎；至孕11周时，发现宫内胎儿发育迟缓倾向；至孕16周时，出现羊水过少；至孕19周时，胎儿已经小于实际胎龄2周，发现胎盘低置，帆状胎盘或球拍状胎盘可能，单脐动脉可能；至孕22周时，胎儿小于实际胎龄3周；至孕28周时，胎儿小于实际胎龄4周。治疗的整个目的，就是保全胎儿的生命，避免胎死宫内，而改善胎儿的血供情况，成为治疗的关键。虽然住院医师对于保全胎儿生命不抱乐观态度，但在中西医的努力下，终于获得成功。其中，中医水血学说的运用，起到关键的作用。

子淋50天会诊案

王某，女，29岁。因"孕19⁺⁴周，宫颈环扎术后36天，下腹隐痛1天"于2020年11月19日收住某院保胎治疗。

患者既往月经周期规律，末次月经2020年7月8日，既往因"多囊卵巢综合征、男方畸精症"行辅助生殖。2018年行体外受精—胚胎移植术后，因"宫颈机能不全"于孕19周时自然流产。此次为第二次体外受精—胚胎移植术，患者于孕14周时，行宫颈环扎术。住院期间予以地屈孕酮片、间苯三酚针静滴对症治疗，患者孕前以及早孕期小便正常，自11月初开始无明显诱因出现尿频、尿不尽，无尿痛，每日1小时左右排尿1次，每次尿量100~150mL，每日总尿量2000mL左右。纳可，无多饮，无口干，大便正常。平素无腹痛及腰痛不适，素体怕热，无出汗。2020年12月2日尿常规检查：pH7.5↑，尿比重1.021，蛋白质（+），尿白细胞（+），红细胞17.7/HP↑，白细胞9.8/HP↑。12月7日，尿培养未见细菌生长。舌淡红，苔薄白，脉细。

初诊：2020年12月3日。

中医诊断: 子淋(湿热)。

治法: 清利湿热。

方药: 葵子茯苓丸加味。

冬葵子10g,茯苓皮10g,金钱草15g,地肤子15g,藕节15g,白茅根15g,绵萆薢10g,石韦10g,杜仲10g,桑寄生15g,甘草6g,3剂。

二诊: 2020年12月5日。服药后,症状未见改善,请本科上级医师治疗。

方药: 桑螵蛸10g,金樱子10g,芡实10g,乌药6g,益智仁10g,桑寄生15g,杜仲10g,菟丝子15g,藕节15g,旱莲草15g,生地黄15g,山茱萸15g,冬葵子10g,茯苓10g,甘草5g,5剂。

服药后临床症状仍未见改善,遂请泌尿科会诊,考虑尿路感染,予以头孢西丁钠针2g,每12小时静脉滴注,抗感染治疗7天。

静滴抗生素期间,患者症状仍未见改善。12月12日复查尿常规: pH6.5,尿比重1.013,蛋白质(−),尿白细胞(+++);红细胞1.2/HP,白细胞38.7/HP↑。镜检红细胞0~1,白细胞(+)。

泌尿科再次会诊,建议换抗生素。患者拒绝再次抗生素治疗,于2020年12月21日要求会诊。

会诊一： 2020年12月21日。患者孕24^{+1}周，尿频、尿不尽1个月，症状明显，白天1小时1次，夜间1~1.5小时1次，尿色略黄，无尿痛，每次尿量100~150mL，每日24小时总尿量约2000mL。面部有少许痤疮，大便正常，略怕热出汗。舌淡红，苔薄白，脉细。

中医诊断： 子淋（肾虚，湿热下注）。

西医诊断： 妊娠合并尿路感染。

治法： 滋肾清理湿热。

方药： 当归贝母苦参丸合葵子茯苓丸、栀子柏皮汤加味。

当归6g，浙贝母10g，苦参15g，冬葵子20g，茯苓皮20g，焦栀子15g，黄柏10g，炙甘草6g，地肤子30g，金银花12g，3剂。水煎服。

知柏地黄丸，每次8粒，每日3次，吞服。

会诊二： 2020年12月28日。孕25^{+1}周，尿频、尿急症状改善，夜尿减至2次，近2日2小时左右排尿1次。12月23日B超检查提示中期妊娠（孕24^{+6}周），臀位，胎儿脐带绕颈一周；胎盘胎儿面血池形成，约100mm×18mm。未及时复诊，停药2天。12月24日分泌物培养衣原体、淋球菌、无乳链球菌均阴性，解脲支原体<10^4cuu/mL。12月26日复查尿常规，pH6.5，蛋白质（-），白细胞（-），红细胞0.7/HP，白细胞0.5/HP。舌脉如上。

方药： 当归6g，浙贝母10g，苦参15g，冬葵子20g，茯苓皮20g，焦栀子15g，黄柏10g，炙甘草6g，地肤子30g，金银花12g，莲须12g，龟甲20g，4剂。水煎服。

知柏地黄丸继续服用。

会诊三： 2020年12月31日。孕25^{+4}周，尿频、尿急症状明显改善，白天小便2~3小时1次，夜间小便次数仅1~2次。尿常规检查同12月26日，白细胞、红细胞均阴性。

治法： 益肾收敛。

熟地黄15g，泽泻10g，茯苓10g，山萸肉10g，山药15g，丹皮9g，龟甲20g，莲须15g，桑螵蛸15g，沙苑子12g，芡实30g，鸡内金10g，7剂。

【按语】当归贝母苦参丸、葵子茯苓散是《金匮要略·妇人妊娠病脉证并治》中治疗妊娠小便不利的方剂，栀子柏皮汤是《伤寒论》治疗伤寒身黄发热的方剂。三方合治，对于淋证具有良好的疗效。

153

转胞4天会诊案

潘某，女，32岁。2018年9月12日因"停经30天，阴道出血伴腰酸半天"于我院住院保胎治疗。

生育史：0-0-2-0，2016年孕68天自然流产1次，2017年孕2个月因胚胎停育行清宫术1次。2018年9月14日辅助检查：人绒毛膜促性腺激素347.3mIU/mL，雌二醇1066pmol/L，孕酮92nmol/L。9月14日无明显诱因下患者出现排尿不畅、腹胀，在本院病房予隔葱灸神阙穴1次，陆续排尿3次，总量150mL，腹胀仍不缓解。B超测排尿后膀胱残余尿134mm×92mm×103mm，尿量约660mL。诊断：妊娠尿潴留。即予留置导尿，当天导出尿液800mL，后留置尿管2天，9月16日拔除尿管。9月17日已拔尿管24小时，患者仍诉排尿不畅，腹胀不舒。尿常规检查：尿隐血（+），镜检红细胞9/HP。故请求会诊。

会诊一：2018年9月17日。小腹胀，尿意频，尿量少，小便次数多。B超测排尿后膀胱残余尿117mm×70mm×98mm，尿量约417mL。舌淡红，苔薄白，脉细滑。

中医诊断：转胞（肾虚）。

西医诊断: 早期妊娠, 尿潴留。

治法: 温肾利水。

方药: 肾气丸合葵子茯苓散加味。

桂枝3g, 淡附片3g, 熟地黄15g, 山萸肉9g, 山药10g, 泽泻10g, 牡丹皮9g, 茯苓10g, 冬葵子15g, 大腹皮10g, 车前子10g (包), 3剂。

会诊二: 2018年9月20日。进药1剂, 小便次数减少, 尿量增多, 小腹胀除, 排尿已恢复正常, 头微晕, 舌脉如上。

方药: 守上方, 加太子参15g, 3剂。

【按语】肾气丸原本就是一张治疗肾气虚, 气化不利引起妊娠转胞的方剂; 与葵子茯苓散合用, 相得益彰。

• 转胞18天会诊案

姚某, 女, 40岁。因"停经63天, 腹胀伴小便频数量少2天"于2018年11月29日入院。

患者平素月经规则, 周期26~28天, 末次月经2018年9月28日来潮, 经量、色、质如前。10月28日, 自测尿妊娠试验阳性。

11月23日B超检查: 宫内妊娠63天, 宫内孕囊长径52mm, 见卵黄囊; 胚芽长22mm, 见原始心管搏动、子宫肌瘤 (肌壁间) 40mm×26mm。2天前, 患者无明显诱因下出现小腹胀满, 小便频数, 点滴而出, 按压小腹有明显尿意, 无尿急尿痛, 无恶寒发热, 无腹痛, 无腰酸。11月29日门诊B超检查: 双肾输尿管膀胱未见明显异常, 残余尿约800mL, 提示尿潴留可能。既往史: 健康情况一般。否认既往重大病史。婚育史: 27岁结婚。生育史: 1-0-4-1, 2004年顺产一女。2001年、2002年、2003年、2014年各人流1次。体格检查: 体温37.0℃, 脉搏86次/分, 呼吸18次/分, 血压98/62mmHg; 神清, 精神可, 甲状腺不肿, 两肺呼吸音清、未及啰音, 心律齐、未及病理性杂音。腹部膨隆, 小腹轻压痛, 无反跳痛, 耻骨联合上缘叩诊浊音, 移动性浊音阴性, 两肾区叩击痛阴性, 两下肢不肿, 神经系统检查无殊。妇科检查暂缓。舌质淡红, 苔薄白, 脉细滑。

中医诊断: 转胞 (肾虚), 癥瘕 (瘀血阻滞)。

西医诊断: 妊娠合并尿潴留, 子宫肌瘤。

入院后处理: ①留置导尿。②隔葱灸神阙穴、膀胱区热敷、温灸三阴交穴。③中药内服温阳利水方药, 主方肾气丸合通关丸加减, 方药如下: 熟地黄10g, 山药10g, 山茱萸10g,

茯苓10g, 泽泻10g, 牡丹皮10g, 当归6g, 川芎3g, 龙骨30g（先煎）, 牡蛎30g, 金银花10g, 仙鹤草20g, 肉桂3g, 黄柏5g, 3剂。

2018年11月30日。血常规、C反应蛋白、降钙素原、肝肾功能、电解质、空腹血糖无异常。性激素选项：人绒毛膜促性腺激素99416.0mIU/mL, 雌二醇4239pmol/L, 孕酮68.800nmol/L。

2018年12月1日尿常规选项：尿隐血(++), 尿蛋白(±), 红细胞392/μL, 红细胞（镜检）71/HP, 白细胞323/μL, 白细胞(镜检)58/HP。

2018年12月1日上午9:30左右，因患者要求拔除导尿管，至中午12:30左右尿意明显，腹胀，排尿困难。欲排尿时下腹部撕裂样疼痛，向两侧胯部放射，甚至出冷汗及发抖，无恶寒发热，无恶心呕吐，无咳嗽，大便已解。体格检查：腹部膨隆，按压有尿意，无压痛，无反跳痛，耻骨联合上缘可叩诊鼓音，移动性浊音阴性，两肾区叩击痛阴性，两下肢不肿。立即留置导尿，引出淡黄色尿液800mL。考虑患者尿常规中见白细胞及红细胞，为预防尿路感染，静滴头孢曲松针2.0g, 一日1次；以及会阴护理，并予尿液培养，排除病原菌感染。

改为益气升提、利湿通淋立法，以补中益气汤加减，方药如下：

党参10g，黄芪15g，炒白术10g，炙甘草3g，升麻5g，柴胡5g，当归6g，陈皮6g，茯苓10g，车前子10g，蒲公英15g，浙贝母10g，3剂。

之后患者留置导尿管，每日引出淡黄色尿液近1500mL。

2018年12月3日复查尿常规：红细胞20/μL。

2018年12月4日，患者诉尿管在位时，试自解小便，量少，伴有小腹隐痛不适。续在前方基础上加苦参10g，黄柏10g，槲寄生15g，续断10g，3剂。

2018年12月5日，复查尿常规：尿隐血（+），红细胞44/μL，红细胞（镜检）8/HP，白细胞29/μL。尿培养结果：杂菌生长。患者要求拔除导尿管，试自行排尿。拔出导尿管3~4小时后，再次出现小便不通及腹胀等症状。在原治疗基础上，加温灸会阴穴，并请泌尿外科医生电话会诊后，建议间歇性导尿，以锻炼膀胱排尿功能，可控制和改善遗尿问题。故予患者白天行间歇性导尿，夜间留置导尿。

会诊一： 2019年12月6日。病史如上，舌质稍淡，有齿痕，苔薄腻，脉涩。

中医诊断：转胞（脾阳不振，气滞湿阻），癥瘕（瘀血阻滞）。

治法：温脾，行气，利水。

方药：五苓散合五磨饮加减。

肉桂3g，茯苓皮15g，猪苓10g，泽泻10g，白术10g，大腹皮10g，乌药9g，枳壳5g，槟榔6g，沉香3g（后下），4剂。

2018年12月7日复查尿常规：红细胞25/μL，白细胞27/μL。头孢曲松已用7天，予停用。

2018年12月9日拔除导尿管后，可自行排尿，无腹胀不适。

会诊二：2019年12月10日。患者自行排尿2天，尿量大，鼻痒，喷嚏，大便干结。舌脉同前。

方药：肉桂3g，茯苓皮15g，猪苓10g，泽泻10g，白术10g，桔梗5g，蝉蜕5g，通草4g，降香5g（后下），4剂。

2018年12月11日，患者顺利出院。

【按语】对该案辨证论治的建立，除了利用以往辨证治疗失败的排除法之外（温肾清热法、益气升提利湿法），主要依靠患者的症状与舌脉而来。舌淡，从脾寒辨证而非从肾寒辨证；舌质嫩，从脾虚辨证而非从肾虚辨证；苔腻，辨为湿阻；脉涩，从气滞辨证。由于辨证准确，故效如桴鼓。

妊娠肾积水会诊案

叶某，女，33岁。患者孕5个月，8月6日憋尿半小时后出现腰部隐痛住院治疗。

8月9日开始，患者出现右侧腰部剧烈疼痛，寸步难行，左侧卧位休息后稍舒。8月11日右侧腰痛明显加重，B超检查：两肾积水。右肾集合系统分离32mm，右侧输尿管上段扩张7mm、中下段显示不清；左肾集合系统分离30mm，左侧输尿管未见扩张。西医认为，患者处于妊娠期间，无法用药物治疗，可在家多饮水，多活动，观察病情进展，如果病情无缓解，需要行插管引流术。遵医嘱，患者在家多饮水、多活动后，右侧腰痛减轻。现右侧腰痛症状不明显，二便正常，无腹痛，无阴道出血。8月15日B超检查：两肾积水。右肾窦回声分离22mm，左肾窦回声分离18mm，两侧输尿管未见明显扩张。8月15日尿常规检查：白细胞173.9/μL，上皮细胞21.3/μL，白细胞（镜检）31.3/HP，上皮细胞（镜检）3.8/HP。生育史：1-0-2-1（顺产，第一次妊娠时B超检查也有两肾积水，未予处理）。

会诊一： 2017年8月16日。病史如上。舌稍淡嫩，苔薄白，脉细滑。

中医诊断： 妊娠腰痛（肾阳不足，水湿停留）。

西医诊断： 妊娠两肾积水。

治法： 温肾化气，利水除湿。

方药： 济生肾气丸加味。

车前子10g（包），怀牛膝10g，肉桂粉3g，淡附片3g，熟地黄15g，山茱萸10g，山药15g，牡丹皮9g，茯苓10g，泽泻10g，赤小豆15g，石韦15g，淡竹叶10g，大腹皮10g，3剂。

会诊二： 2017年8月19日。日来并无不适。舌脉如上。

方药： 守上方，加枳壳3g，5剂。

会诊三： 2017年8月25日。B超检查示两肾积水。左肾集合系统光点分离18mm，右输尿管上段扩张6mm。左肾集合系统光点分离10mm，左输尿管因肠道气体及妊娠子宫遮盖无法显示。精神佳，无腰痛。舌脉如上。

方药： 守上方，加冬瓜皮30g，7剂。

会诊四： 2017年9月1日。无任何不适。

方药： 守上方，7剂。

会诊五： 2017年9月8日。孕5⁺月。今B超检查示右肾积水。右肾集合系统光点分离17mm，可见右输尿管上段内径约6mm，其大部分管腔因肠道气体及妊娠子宫无法显示。左肾集合光点未见分离，左输尿管因肠道气体及妊娠子宫遮盖无法显示。舌脉如上。

方药： 守上方，枳壳加至6g，加荔枝5个，7剂。

会诊六： 2017年9月15日。孕近6个月。B超检查示两肾积水。右肾集合系统光点分离19mm，可见右输尿管上段内径约6mm，其大部分管腔因肠道气体及妊娠子宫无法显示。左肾集合系统光点分离12mm，左输尿管因肠道气体及妊娠子宫遮盖无法显示。舌脉如上。

方药： 车前子10g（包），怀牛膝10g，肉桂粉3g，淡附片3g，熟地黄15g，山茱萸10g，山药15g，牡丹皮9g，茯苓10g，泽泻10g，赤小豆20g，大腹皮15g，淡竹叶15g，7剂。

会诊七： 2017年9月22日。孕27周，无腰酸。B超检查示两肾积水。右肾集合系统光点分离20mm，可见右输尿管上段内径约8mm，其大部分管腔因肠道气体及妊娠子宫无法显示。左肾集合系统光点分离10mm，左输尿管因肠道气体及妊娠子宫遮盖无法显示。9月9日检查血液示葡萄糖4.5mmol/L，葡萄糖

（餐后1小时）10.57mmol/L，葡萄糖（餐后2小时）9.73mmol/L。舌脉如上。

方药： 车前子10g（包），怀牛膝10g，肉桂粉3g，淡附片3g，熟地黄15g，山茱萸10g，山药15g，牡丹皮9g，茯苓10g，泽泻10g，玉米须50g，大腹皮15g，海金沙15g，14剂。

【按语】积水分度判定标准：轻度，集合系统分离1.0~2.5cm，肾实质无明显变薄；中度，集合系统分离2.6~4.0cm，肾实质变薄，但大于正常厚度1/2，约0.9cm以上；重度，集合系统分离4.1cm以上，肾实质明显变薄，实质厚度小于0.9cm。

妊娠期眼压增高会诊案

万某，女，35岁。

早孕在门诊服用其他医生开具的温肾安胎汤：鹿角10g，淫羊藿10g，巴戟天10g，菟丝子12g，续断12g，杜仲12g，桑寄生12g，莲房10g，仙鹤草15g，山药15g，阿胶10g（烊冲），荆芥炭10g。服药之后，出现剧烈头痛，不得不停服。再次服用上药，又出现类似情况。经西医眼科检查发现，左眼眼压升高，最高眼压达60mmHg, 开始使用派立明、沐利汀美开朗对症治疗。治疗后, 眼压15~16mmHg, 但视物稍模糊, 似隔翳视物, 眼内黏稠感明显, 眼泪较多。

会诊一: 2019年7月26日。病史如上, 胃纳可, 夜寐安, 小便调, 大便结, 口干口苦。舌稍红, 苔薄腻, 脉细弦。

辨证: 水血不利, 肝经郁热。

治法: 利水活血, 清肝明目。

方药: 菊花10g, 决明子10g, 龙胆9g, 茯苓皮30g, 车前子12g(包), 秦皮10g, 牡丹皮10g, 丹参12g, 益母草15g, 珍珠母15g, 木贼10g, 蝉蜕5g, 4剂。

会诊二: 2019年7月30日。服药后视物明显清晰, 眼泪减少, 大便干结, 口干口苦。已停用一切西药滴眼液。舌稍红, 苔薄腻, 脉细弦。

方药: 守上方加减。

菊花10g, 决明子10g, 龙胆6g, 茯苓皮30g, 车前子12g(包), 秦皮10g, 牡丹皮10g, 丹参12g, 益母草15g, 珍珠母15g, 制大黄5g, 蝉蜕5g, 7剂。

会诊三: 2019年8月6日。眼睛无任何不适, 视物清晰如初。大便已去、色深，无口苦。舌略红，苔薄腻，脉沉弦。

方药： 制大黄6g，车前子10g（包），龙胆5g，蝉蜕10g，菊花10g，决明子10g，茯苓皮30g，赤芍10g，丹参12g，益母草12g，石斛10g，天花粉10g，7剂。

【按语】温肾安胎汤，顾名思义具有温补之性，中医有"胎前如火"之谓，温补致使肝火上炎，上熏于目，出现以上诸症，故宜清肝之法。西医学认为，眼压增高是由于进入前房的房水过多，而排泄的房水过少。而排泄房水不利，在中医属于瘀血阻滞的通道问题。故治疗眼压增高，除了运用利水法之外，还需要结合活血法来疏导，以降低眼压。

慢性高血压并发子痫前期会诊案

经产妇汪某，女，32岁。1-0-1-1，有妊娠高血压病史。现有高血压病史10余年，左腹股沟疝术后6年病史。因"孕32^{+3}周，头晕大便难1周"要求会诊。

会诊一： 2021年10月23日。汪某平素月经规律，末次月经2021年3月10日，停经30余天，自测尿妊娠试验阳性，预产期

2021年12月17日。孕早期有阴道出血及宫腔积血，行保胎治疗。孕3$^+$月因"咳嗽呼吸困难"在医学院某附属医院住院治疗。因有慢性高血压病史，孕早期至今口服阿司匹林片。孕12周开始，发现血压升高，给予拉贝洛尔片100mg，一日2次，口服。孕20周后，改为拉贝洛尔片200mg，一日2次，口服，监测血压。孕30周因"阴道出血"，于2021年10月6日在某医院产科住院至今，给予摘除宫颈息肉治疗。住院期间血压较难控制，胎心监护基线较平直。目前予拉贝洛尔片200mg/6h、硝苯地平控释片30mg/12h联合降压，依诺肝素针0.4mL皮下注射，一日1次；同时给予复方氨基酸针，改善胎盘微循环，帮助胎儿发育；予以吸氧和胎心监测等措施。2021年10月7日心电图检查示正常范围心电图；2021年10月15日心超检查示少量心包积液；2021年10月15日胎儿B超检查示双顶径75mm；2021年10月21日胎儿B超检查示双顶径76mm，头围280mm，腹围268mm，股骨长58mm；羊水指数90mm，脐动脉S/D比值3.1。2021年10月20日肝肾功能检查示谷丙转氨酶40U/L，谷草转氨酶37U/L，白蛋白34.2g/L，肌酐76μmol/L，乳酸脱氢酶161U/L，尿酸444μmol/L。2021年10月22日尿蛋白定量（24小时）0.21g/24h。

近1周血压波动在（145~150）/（98~115）mmHg，昨日24

小时尿量1800mL，今日血压148/98mmHg，胎心140次/分左右。孕妇精神可，轻度贫血貌，双下肢水肿。诉近1周时有头晕头痛，稍动即气喘不适，下腹饱胀，宫缩少，无眼花、视物模糊、头疼症状，无发热、胸痛、咳嗽，无下腹坠及阴道出血。胃纳欠佳；大便难，4~5日1次，便干如羊屎，矢气多；夜尿2~3次，夜寐欠佳，孕期体重共增加4kg。舌淡红、稍胖，苔薄白，舌下偏滞，脉涩。

中医诊断：子晕（血瘀水停，脾虚肝旺型）。

西医诊断：慢性高血压并发子痫前期，胎儿宫内生长受限？心包积液，G3P1孕32^{+3}周天，高危妊娠监督。

治法：活血利水，健脾平肝。

方药：当归芍药散加味。

当归12g，赤芍15g，川芎9g，茯苓皮45g，白术12g，泽泻15g，防己15g，豨莶草10g，丹参15g，制大黄10g，大腹皮12g，羚羊角3g（调冲），葶苈子10g，大枣10枚。3剂。

会诊二：2021年10月25日。孕32^{+6}周。昨晚6时排便1次，呈团块状；10时测血压115/84mmHg，今日血压118/85mmHg。目前头晕有好转，胎动不多，胎心音约145次/分。舌脉如上。

方药： 当归15g，赤芍15g，川芎12g，茯苓皮45g，白术10g，泽泻20g，防己15g，豨莶草15g，丹参25g，制大黄15g，大腹皮15g，羚羊角3g（调冲），葶苈子12g，决明子20g，3剂。

指导患者自制蜜煎导塞肛润肠通便，今日患者出院。嘱患者计胎动，自行监测血压，定期产检。

会诊三： 2021年10月28日。孕33^{+2}周。近日出院后，因"胎动偏少"，居家精神压力较大，夜寐欠安。近3日血压波动于（115～143）/（77～102）mmHg，10月26日使用蜜煎导后，排出较多宿便，10月27日排便1次、量少。今诉头疼不适，血压125/100mmHg，大便未解，矢气多。2021年10月26日胎儿头颅MRI1.5T。根据胎儿B超检查结果，诊断为宫内孕"32^{+6}周"；子宫内见胎儿影，头位，胎盘主要位于子宫体前壁，厚约26mm；胎儿双顶径约81mm；胎儿颅脑纵裂池及侧裂池结构存在，大脑皮层结构发育，两侧颞极蛛网膜下腔最宽径约5.0mm(右侧)、6.8mm(左侧)，胎儿两侧脑室形态可；胼胝体及小脑蚓部结构存在，胎儿后颅窝蛛网膜下腔最宽径约7.7mm，脑实质未见明确异常信号，中线结构居中。舌淡红，苔薄白，脉涩。

方药： 守10月25日方，决明子加至25g；加金蝉花10g，酸枣仁20g，3剂。

会诊四: 2021年11月1日。孕33^{+6}周。今日上午再次入住外院产科,晨测血压124/94mmHg,心率90次/分。头晕头痛除,夜间睡眠佳,但步行后气喘频发,大便日解1~2次。今查肝功能示谷丙转氨酶29U/L,谷草转氨酶37U/L;尿蛋白阴性;心肌酶谱示肌酸激酶 600U/L(正常26~140U/L),CK-Mb肌酸激酶同工酶4.09mg/mL(正常0~3.61mg/mL);纤维蛋白原4.45g/L(正常2~4g/L);血红蛋白103g/L。辅助检查NST示基础胎心140次/分,变异加速小,胎动少。

方药: 守10月28日方,去酸枣仁,川芎加至18g,制大黄加至20g,葶苈子加至18g,丹参加至30g;加太子参15g,大枣10枚,3剂。

会诊五: 2021年11月4日。孕34^{+2}周。昨晚在病房睡眠差,大便难。今日血压125/88mmHg,上午自觉胎动偏少。2021年11月4日急诊胎儿B超示宫内单胎妊娠,头位;双顶径82mm,头围297mm,腹围273mm,股骨长62mm;胎心音131次/分,胎动可及,脐动脉S/D比值3.0,羊水指数78mm,胎儿颈部见U型压迹。2021年11月3日24小时尿蛋白定量0.28g;2021年11月2日肌酸激酶260U/L,尿酸430μmol/L,总胆固醇8.38mmol/L,甘油三酯14.63mmol/L,谷丙转氨酶26U/L,谷草转氨酶28U/L。

舌淡红，苔薄白，脉涩。

方药： 守2021年11月1日方，去大枣，川芎加至20g，当归加至20g，白术加至30g，4剂。

会诊六： 2021年11月8日。孕34^{+6}周天。昨日大便一解，今日胃脘不适，血压131/92mmHg。

方药： 守11月4日方，去白术，金蝉花加至20g；加陈皮12g，生黄芪15g，3剂。

会诊七： 2021年11月11日。孕35^{+2}周。在病房睡眠欠佳、头胀痛，今晨起血压153/107mmHg，昨日大便稀，痔疮脱出疼痛感。今中午血压123/88mmHg，胎动不多，鼻衄1次，脘腹部胀气，口干，恶心。

产科治疗： 2021年11月10日晚开始，地塞米松针6mg/12h，肌注，促使胎肺成熟。

2021年11月10日胎儿B超：宫内单活胎，头位，脐动脉S/D 3.2，双顶径83mm，羊水指数82mm，脐带绕颈一周。

2021年11月9日实验室检查：血红蛋白102g/L，纤维蛋白原4.02g/L，D二聚体0.44mg/L，尿酸480μmol/L；2021年11月10日24小时尿蛋白定量0.24g。舌脉如上。

方药： 守2021年11月4日方加减。

当归20g, 赤芍15g, 川芎20g, 茯苓皮45g, 泽泻20g, 防己15g, 豨莶草15g, 丹参30g, 制大黄20g（另包）, 大腹皮15g, 决明子25g, 金蝉花20g, 太子参15g, 生黄芪15g, 白茅根30g, 地榆15g, 5剂。

后续随访：孕妇五诊后诉痔疮肿痛等诸症好转，血压平稳。

2021年11月17日复查胎儿B超：宫内单活胎，头位，双顶径84mm，股骨长64mm，脐动脉S/D比值3.5，羊水指数58mm。

2021年11月18日因"羊水偏少，慢性高血压并发子痫前期，胎儿宫内生长受限? G3P1孕36⁺³周LOA高危妊娠监督"行子宫下段剖宫产。术中孕妇因精神紧张出现高血压危象，经有效干预，剖宫产顺利助娩一男婴，体重1800g。术中见脐带细长，脐带直径0.5cm（正常值1~1.5cm）。考虑"早产儿、低体重儿"送新生儿科室诊疗观察，情况良好。产妇术后情况稳定，子宫复旧佳，血压平稳。

【按语】慢性高血压并发子痫前期是妊娠期高血压疾病中的一种，严重危害母婴健康。其主要病理、生理变化是全身小血管痉挛，血管内皮损伤及局部缺血。患者第一胎即有妊娠期高血压病史，长期的高血压使患者出现血管和血运的病理性改变，这便是患者隐在的"血病"；双下肢水肿，头晕，动即气喘，心包积液，这是"水病"。又由于妊娠晚期，阴血荫胎，肝阴不足，肝阳上亢，出现头痛；肠道不润，出现便秘。该案辨证为血瘀水停，脾虚肝旺型。采用活血利水，健脾平肝的方法。当归芍药散是水血同治的第一选方，加丹参活血化瘀；加防己、葶苈子利水泻肺气；加大黄、大腹皮行气通便；加羚羊角、豨莶草平肝降压；加金蝉花以控制蛋白；加太子参、生黄芪以养心气；加大枣，合成葶苈大枣泻肺汤；加大当归、川芎用量，成为佛手散，促使胎儿活动。总而言之，一切都是为了缓解病情，胎儿延期分娩时间，达到宫内成熟。虽然剖宫产后发现胎儿脐带发育细长，但由于中医的介入，还是分娩了一个健康的婴儿。

产后盆腔巨大血肿会诊案

徐某，女，25岁。

会诊一： 2014年7月26日。患者6月24日顺产一男婴，恶露未净，今阴道有少量血性液、色鲜，右少腹酸胀不适，无腹痛及腰酸，食用质地较硬食物即胃痛，二便调，7月8日因腹痛伴发热，最高达39.4℃，于某医院住院抗炎治疗后症状好转。7月14日血常规检查示白细胞$6.5×10^9$/L，血红蛋白104g/L，C-反应蛋白38mg/L。7月18日B超检查示右侧附件区见条索状扭曲无回声区104mm×40mm×46mm，子宫前方无回声区103mm×88mm×95mm，诊断：盆腔腹膜炎？建议行穿刺治疗，患者拒绝，7月19日自动出院，要求会诊。今我院B超检查示盆腔囊性包块110mm×98mm×104mm。生育史：1-0-0-1。舌淡红，苔薄白，脉细弦。

中医诊断：癥瘕（水血互结）。

治法：活血消癥，散结利水。

方药：当归芍药散加味。

当归6g，炒白芍15g，川芎6g，苍术10g，茯苓10g，泽泻10g，贯众炭20g，炮姜5g，马齿苋15g，荆芥炭10g，海螵蛸20g，阿胶10g（烊冲），3剂。

会诊二：2014年7月29日。阴道出血减少、呈咖啡色，舌脉如上。

方药：薏苡仁20g，炒白扁豆20g，炒白术10g，草薢10g，地榆15g，槐花15g，马齿苋20g，阿胶10g（烊冲），仙鹤草20g，益母草10g, 海螵蛸20g, 椿根皮15g, 4剂。

会诊三: 2014年8月2日。阴道出血今净。舌淡红, 苔薄白, 脉细。

方药: 薏苡仁30g, 牡蛎15g, 海藻15g, 浙贝10g, 皂角刺10g, 石见穿10g, 蛇舌草12g, 荔枝核10g, 橘核10g, 半枝莲12g, 青皮10g, 丹参10g, 7剂。

会诊四: 2014年8月9日。妇科检查: 外阴无殊, 阴道通畅, 仍有少量鲜红出血, 子宫颈光滑, 子宫前可及一巨大囊性肿块, 无压痛, 两侧附件无压痛。B超检查: 子宫内膜厚度4mm, 宫体三径之和15.6cm, 盆腔囊性包块117mm×98mm×104mm。绒毛膜促性腺激素1.2U/L, 癌胚抗原1.8ng/mL, CA125 91.9U/mL, C-反应蛋白14mg/L, 白细胞$4.9×10^9$/L, 血小板$101×10^9$/L。

治法: 活血化瘀, 清热散结。

方药: 消癥汤(自拟方: 三棱10g, 莪术10g, 半枝莲15g, 白花蛇舌草15g, 皂角刺12g, 石见穿20g, 牡蛎30g, 海藻20g, 荔枝核12g, 橘核12g, 制乳香4g, 制没药4g)加薏苡仁30g, 浙贝10g, 7剂。

会诊五: 2014年8月15日。B超检查示盆腔囊性包块105mm×83mm×97mm。便秘。舌脉如上。

方药: 消癥汤加昆布15g, 虎杖20g, 大腹皮15g, 7剂。

阿魏化痞膏, 腹壁外贴。

会诊六: 2014年8月22日。8月16日B超检查示子宫左前方囊性暗区97mm×82mm×90mm。大便结。舌脉如上。

方药: 守上方, 虎杖加至30g, 7剂。

阿魏化痞膏, 腹部外贴。

会诊七: 2014年8月29日。无不适, 自觉肿块缩小, 大便正常。舌脉如上。

方药: 守上方, 7剂。

阿魏化痞膏外用。

会诊八: 2014年9月5日。B超检查示盆腔包块消失。纳便正常。舌脉如上。

方药: 当归芍药散加味。

当归9g, 川芎9g, 炒白芍10g, 茯苓10g, 泽泻10g, 炒白术10g, 柴胡10g, 枳壳10g, 红藤20g, 蒲公英15g, 白花蛇舌草30g, 延胡索10g, 7剂。

【按语】产后盆腔形成巨大囊性包块, 考虑系盆腔血肿, 当系水血互结所致。先用活血利水的当归芍药散治疗; 后用活血化瘀，清热散结的消瘰汤内服和化痞消瘰的阿魏化痞膏外治。内外结合治疗，是该案快速成功的要素。阿魏化痞膏见《北京市中药成方选集》。

产后身冷腰背不能直3年会诊案

黄某，女，29岁。因"产后身冷腰背不能直3年"要求会诊。

会诊一： 2020年5月6日。患者3年前分娩后出现膝关节、足底冰凉，下肢乏力麻木，腰背冷痛沉重，不能挺直，经过外院针灸、正骨、三伏贴等治疗3年未愈，胃脘寒冷饱胀。舌淡红，苔薄白，脉细。

中医诊断： 产后身冷（寒凝经络）。

治法： 温阳活血。

方药： 桂枝15g，吴茱萸10g，细辛10g，威灵仙10g，独活15g，制乳香10g，制没药10g，红花10g，7剂。

水煎泡脚，一日4次，一次10分钟。

会诊二： 2020年5月13日。药后足底寒冷明显好转，温热感从足底上升至膝关节。舌脉如上。

方药：守上方，加淡附片12g，7剂。

用法同上。

会诊三：2020年5月19日。膝关节、足底冰凉感均已消失。腰背冷痛沉重，不能挺直乏力，头痛，头面发凉，易汗鼻塞，胃脘寒冷饱胀，舌麻。舌脉如上。

方药：桂枝加黄芪汤。

桂枝9g，炒白芍9g，炙甘草9g，生黄芪12g，党参15g，葛根10g，藁本10g，生姜5片，红枣5个，7剂。

中药煎两次分服，煎第3次浸泡手足。

会诊四：2020年5月26日。进药第2剂，通体暖和，头面、腰背冷痛沉重感明显减轻，腰背可以挺直，舌麻减轻，出汗减少，鼻塞。患者原以为腰背要困扰终生，现症状大减而兴奋失寐。舌脉如上。

方药：守上方，改桂枝、炒白芍为12g，改葛根、生黄芪为15g，7剂。

用法同上。

会诊五：2020年6月3日。足底冷除，其余症状续见改善，鼻塞除，胃脘寒冷饱胀减半。舌脉如上。

方药: 守上方,加淡附片6g,7剂。

会诊六: 2020年6月10日。背部流汗减轻,胃脘寒冷饱胀十去其八,舌麻,短气。舌脉如上。

方药: 守上方,桂枝、淡附片加至15g,党参加至20g;加枳壳6g,7剂。

会诊七: 2020年6月17日。上症续见好转。舌脉如上。

方药: 守上方,枳壳加至9g,加檀香5g,7剂。

会诊八: 2020年6月24日。胃脘舒服,背部流汗近除,舌麻续减,背部微痛3天,月经来潮,平时经期半月方净。舌脉如上。

方药: 守上方,淡附片减至12g,加鹿角胶10g(烊冲),7剂。

会诊九: 2020年7月1日。症状续减,月经已净。舌脉如上。

方药: 守上方,淡附片加至15g,7剂。

会诊十: 2020年7月8日。药后诸症均愈。

【按语】产后腠理开疏,风寒易侵。肢末药力难达,故先取汗外洗,待足冷愈后,重新煎服。桂枝加黄芪汤是《金匮要略·水气病脉证并治》治疗黄汗之方。黄汗有两胫冷、汗出、腰髋弛痛、身疼重等症状,与该案相近,故一投中鹄。

浆细胞性乳腺炎反复发作会诊案

李某，女，33岁。因"乳腺炎术后3个月，双侧乳房疼痛"要求会诊。

会诊一：2015年12月19日。患者2015年9月及10月于某医院行双侧乳腺脓肿切开引流术，手术顺利，现尚在术后换药愈合过程中，双侧乳房疼痛。

检查：右侧乳房可见2个切口疤痕，切口下触及30mm×30mm大小肿块，质稍硬。左侧乳房见一未愈合切口，深达1cm，每日用药物纱条引流。末次月经2015年11月23日来潮。大便正常。舌淡红，苔薄白，脉细。

中医诊断：乳痛（余毒未清）。

西医诊断：浆细胞性乳腺炎？

治法：清热排脓，软坚散结。

方药：鹿角霜10g，青皮10g，郁金10g，漏芦10g，浙贝10g，皂角刺10g，莪术10g，海藻10g，白蔹10g，夏枯草10g，蒲公英10g，牡蛎15g，天花粉15g，7剂。

会诊二： 2015年12月26日。左侧乳房切口仍未愈合，舌脉如上。

治法： 益气托毒，软坚散结。

方药： 守上方，加金银花15g，黄芪15g，7剂。

会诊三： 2016年1月2日。双侧乳房痛除，舌脉如上。

方药： 守上方，金银花加至20g，生黄芪加至50g，7剂。

会诊四： 2016年1月9日。左侧乳房窦道已无脓液，但深度未变，面色少华，偶觉倦怠，舌脉如上。

治法： 益气托毒，活血生肌。

方药： 生黄芪50g，制乳香5g，制没药5g，金银花20g，蒲公英15g，漏芦10g，白及10g，天花粉15g，连翘10g，青皮10g，牡丹皮10g，赤芍10g，玄参10g，7剂。

会诊五： 2016年1月16日。末次月经2015年12月23日来潮，仍有倦怠，舌脉如上。

治法： 补益气血，活血收敛。

方药： 十全大补汤加味。

生黄芪50g，党参20g，肉桂3g，川芎6g，熟地黄12g，茯苓10g，炒白术10g，炙甘草6g，当归9g，炒白芍10g，浙贝10g，白及10g，制乳香3g，制没药3g，7剂。

会诊六： 2016年1月23日。左乳窦道内明显见到肉芽组织生长，停止纱条引流，右乳疼痛，月经今日来潮。舌脉如上。

方药： 金银花15g，牡丹皮10g，连翘10g，蒲公英15g，鹿角霜10g，天花粉15g，制乳香3g，制没药3g，浙贝10g，皂角刺10g，赤芍10g，生黄芪30g，7剂。

会诊七： 2016年1月30日。左乳窦道已愈合，右乳肿痛减轻，肿块缩小。舌脉如上。

方药： 守上方，加紫花地丁15g，5剂。

会诊八： 2016年4月3日。B超检查示双侧乳腺腺体组织不厚，排列欠规则，乳腺导管未见明显扩张。右乳9C区腺体层内见一个囊性团块，边界清，边缘光整，囊内透声好，后方伴增强效应。诊断为双侧乳腺增生症，乳腺增生Ⅰ期；右乳囊性团块，乳腺增生Ⅱ期。

一年后复诊。

初诊： 2017年8月21日。患者自诉左侧乳腺胀痛3天，皮温升高、色红，昨晚起左侧乳头下方可触及一直径2cm大小的肿块，轻压痛。既往史：于2015年9月4日及10月2日于外院行双侧乳腺脓肿切开排脓术。舌淡红，苔薄白，脉弦。

中医诊断: 乳痈(热毒壅阻, 气血滞留)。

西医诊断: 浆细胞性乳腺炎。

治法: 清热解毒, 行气消肿。

方药: 陈皮50g, 皂角刺15g, 蒲公英20g, 制乳香6g, 制没药6g, 桔梗9g, 漏芦10g, 浙贝10g, 白芷10g, 牛蒡子10g, 连翘10g, 忍冬藤15g, 生甘草20g, 3剂。

二诊: 2017年8月24日。左侧乳房胀痛消失, 局部皮色正常。舌淡红, 苔薄白, 脉细。

B超检查: 两侧乳房乳腺组织局部偏厚, 腺体结构粗大, 排列紊乱, 乳腺主导管未见扩张。左侧乳头下方偏外侧见一范围26mm×10mm×13mm的混合回声团, 边界欠清, 形态欠规则; 其内回声偏强或偏低交替, 并见光点样, 按压后可见移动; 内部血流信号未见异常, 两侧腋下未见明显肿大淋巴结回声。超声提示: ①两侧乳腺小叶增生症; ②左侧乳腺混合性回声团, 炎症性?

方药: 守上方, 加昆布20g, 7剂。

三诊: 2017年8月31日。患乳胀痛未再出现, 局部皮色正常, 自摸肿块已经缩小。舌脉如上。

方药: 守上方, 加天葵子10g, 7剂。

四诊: 2017年9月7日。无不适,舌脉如上。

方药: 守上方,7剂。

五诊: 2017年9月14日。无不适。倦怠,舌脉如上。

B超检查: 患乳病灶大小16mm×6mm×13mm。

方药: 守8月24日方,加山海螺30g,7剂。

六诊: 2017年9月21日。大便软溏,舌脉如上。

方药: 守8月24日方,去牛蒡子,加红曲10g,14剂。

七诊: 2017年10月12日。末次月经10月3~9日。大便正常,头晕,耳鸣。舌脉如上。

方药: 守8月24日方,去牛蒡子;加生黄芪12g,山海螺15g,7剂。

八诊: 2017年10月19日。舌脉如上。

B超检查: 两侧乳房未见异常。

方药: 仙方活命饮加味。

当归6g,甘草6g,赤芍10g,白芷9g,防风10g,浙贝10g,天花粉10g,制乳香4g,制没药4g,金银花15g,陈皮9g,大血藤15g,败酱草15g,蒲公英15g,皂角刺15g,延胡索10g,紫花地丁12g,7剂。

【按语】浆细胞性乳腺炎属于自身免疫性疾病，病程反复，切开排脓易成瘘管、窦道，难以愈合，益气托毒、活血生肌为中医有别于西医的独特疗法。

流产清宫后咳嗽半年会诊案

王某，女，36岁。2016年10月30日因"停经44天，阴道出血伴腹痛腰酸半天"入院。

生育史：0-0-1-0。2016年4月，孕2月余胎停，行清宫术1次。平素月经规律，周期21~23天，末次月经2016年9月16日来潮。10月16日自测尿妊娠试验阳性。

10月17日，外院查绒毛膜促性腺激素190mIU/mL，孕酮16.10ng/mL。

10月29日，复查绒毛膜促性腺激素11713.1mIU/mL，孕酮41.5nmol/L。B超检查提示子宫偏大，宫体前位，宫腔内见11mm×9mm×10mm的妊娠囊；囊内见卵黄囊回声，未见胚芽；子宫前壁见2个低回声结节，大的约21mm×15mm×21mm，边界清，内部回声欠均匀；两侧附件未见明显异常回声。B超诊断为早期妊娠（未见胚芽），子宫肌瘤。

10月30日，无明显诱因下出现阴道少量咖啡色出血，伴下腹隐痛及腰酸不适，住院保胎治疗。

自4月份过期流产行清宫术后，咳嗽吐痰，时轻时重，痰量中等，色白质黏，偶为泡沫样痰液，无发热。经中西医治疗，至今半年未有明显好转。

入院后，西医予以肌注绒毛膜促性腺激素针、黄体酮针，口服地屈孕酮片、维生素E胶囊及黄体酮胶囊、复合维生素片，静滴维生素C针；中医予以温灸三阴交穴，益肾安胎膏外敷补肾安胎，汤药服保阴煎去熟地黄、黄柏，改生地黄、黄芩为生地黄炭、黄芩炭，加茯苓、黄芪、荆芥炭、侧柏炭。服药后，阴道出血于11月2日停止，仍偶有下腹隐痛及腰酸，咳嗽，咳痰量中等、色白质黏，调整中药方药以燥湿化痰、清肺止咳立法，咳嗽稍有好转，性质同前。

11月9日，又见阴道少量暗红色出血，偶有下腹坠痛，无明显腰酸，无肛门坠胀感。

B超检查：子宫前位，宫腔内见妊娠囊回声，大小26mm×22mm×23mm，囊壁清，规则；囊内可见胚芽回声，长约9mm，可见原始心管搏动。宫腔内妊娠囊周围可见

26mm×9mm×21mm液性暗区,内透声差。子宫体壁可见数个低回声团,最大约18mm×15mm×21mm,边界清,内部回声欠均匀;两侧附件未见明显异常回声。B超诊断为宫内早孕(约7周),宫腔内积液,子宫肌瘤。

中药予以补肾止血安胎立法,服用后阴道出血于11月12日止,仍有咳嗽咳痰,性质同前,再服用止咳化痰中药,效果不显。

会诊一:2016年11月15日。患者症状如前,自诉痰多如泡沫状。舌淡红,苔薄腻,脉细滑。

中医诊断: 咳嗽(痰饮),胎漏(脾虚)。

西医诊断: 早孕,先兆流产。

治法: 温肺化痰止咳。

方药: 三子养亲汤合二陈汤加味。

苏子9g,炒莱菔子10g,白芥子3g,半夏10g,陈皮10g,茯苓10g,炙甘草6g,海浮石15g,白前10g,百部10g,3剂。

会诊二:2016年11月18日。自觉咳嗽稍减,痰量增多,色白质腻。11月17日晚再次阴道少量暗红色出血,伴下腹隐痛。舌脉如上。

治法: 健脾化痰止血。

党参12g, 炒白术10g, 茯苓10g, 炙甘草6g, 陈皮10g, 姜半夏10g, 侧柏叶10g, 前胡10g, 苏子6g, 炒莱菔子6g, 海浮石15g, 仙鹤草15g, 3剂。

会诊三: 2016年11月21日。咳嗽缓解, 痰量减少, 阴道仍有少量咖啡色出血。舌脉如上。

方药: 守上方, 去前胡; 加白前10g, 鹿角霜10g, 3剂。

2016年11月23日复查B超: 子宫前位, 形态尚规则, 宫腔内见妊娠囊回声, 大小49mm×24mm×45mm, 囊壁清, 欠规则; 囊内可见胎儿回声, 头臀长23mm, 胎心搏动规则。宫腔内妊娠囊周围可见41mm×13mm×15mm液性暗区, 内透声差。子宫体壁可见数个低回声团, 最大约19mm×15mm×22mm, 边界清, 内部回声欠均匀。B超诊断为宫内早孕 (9¯周), 宫腔内积液, 子宫肌瘤。

会诊四: 2016年11月24日。晨起喷嚏, 咳嗽时轻时重, 痰白腻, 阴道仍有极少量咖啡色出血。

治法: 化痰止咳。

方药: 止嗽散加减。

桔梗6g, 白前10g, 荆芥炭10g, 紫菀10g, 百部10g, 陈皮

9g, 海浮石15g, 金沸草10g, 仙鹤草20g, 半夏10g, 侧柏叶10g, 5剂。

会诊五： 2016年11月29日。咳嗽痰腻、色白, 阴道间断少量出血、色咖啡。舌淡红, 苔薄白, 脉细。

治法： 化痰止咳止血。

方药： 茯苓杏仁甘草汤合三子养亲汤加减。

茯苓10g, 杏仁10g, 炙甘草6g, 苏子9g, 炒莱菔子9g, 浙贝母10g, 半夏10g, 金沸草10g, 罗汉果1个, 荆芥炭10g, 炮姜3g, 仙鹤草20g, 4剂。

会诊六： 2016年12月5日。咳嗽好转, 痰量减少, 晨起痰中微黄, 其后为白痰; 偶有下腹隐痛, 阴道出血止已2日。舌脉如上。

方药： 守上方, 去炮姜, 加竹茹10g, 4剂。

12月5日B超检查: 子宫前位, 形态尚规则, 宫腔内见妊娠囊回声, 大小57mm×41mm×55mm, 囊壁清, 欠规则; 囊内可见胎儿回声, 头臀长38mm, 胎心搏动规则。宫腔内妊娠囊周围可见15mm×7mm×16mm液性暗区, 内透声差。超声诊断为宫内早孕(10$^+$周), 宫腔内积液。

会诊七： 2016年12月9日。12月8日阴道有少量咖啡色出血,当日即止。受风寒后咳嗽加重，痰多色白。舌脉如上。

治法： 疏风解表止咳。

方药： 荆防败毒散加减。

荆芥6g，防风6g，羌活3g，独活3g，苏子6g，炒莱菔子6g，前胡10g，桔梗3g，茯苓10g，柴胡6g，枳壳3g，罗汉果1个，炙甘草5g，3剂。

药后咳嗽治愈，康复出院。

【按语】咳嗽在先，妊娠阴道出血在后。根据《素问·标本病传论》所述，长期咳嗽，腹压增高，是引起胎漏的原因，故咳嗽为本，胎漏为标。治疗以咳嗽为主，标本清晰，便切中肯綮。

输卵管积脓1个月会诊案

胡某，女，31岁。因"发现急性盆腔炎1个月"就诊。

患者4月4日于外院放置宫内避孕环，月经4月19日来潮。行经时腹痛明显，于当地医院门诊抗炎治疗未愈，5月2日转外院住院治疗。B超显示：宫腔内节育环位置正常，两侧卵巢内囊性结构，左附件区条状低回声，盆腔积液。5月8日血常规检查：白细胞计数$6.8×10^9$/L，中性粒细胞61.2%，C反应蛋白3.78mg/L。5月9日B超复查：两侧卵巢旁包块，考虑输卵管来源；左卵巢内囊性块（液稠）30mm×22mm×29mm，考虑两侧输卵管积脓。医院予抗炎治疗后3周，疼痛仍未控制，建议行两侧输卵管切除术，患者拒绝，前来会诊治疗。

会诊一：2017年5月15日。现腹部仍有隐痛，大便软，下腹胀，纳欠。

今B超检查：子宫内膜厚度7mm，子宫小肌瘤14mm×8mm×12mm，内膜回声欠均，宫内节育器。两卵巢旁包块，考虑输卵管来源，左侧51mm×14mm，右侧32mm×23mm×27mm；左卵巢内囊性块，内液稠，中见细密光点回声，约30mm×22mm×29mm；左侧卵巢50mm×29mm×38mm，右侧卵巢35mm×18mm×25mm。妇科检查：外阴无殊，阴道通畅，分泌物量较多，微黄透明质黏；宫颈光滑；宫体前位，大小正常，质地中等，活动，压痛；两侧附件压痛。生育史：1–0–3–1。舌稍红，苔薄白，脉细。

中医诊断：内痛（湿热瘀结）。

西医诊断：两侧输卵管积脓。

治法: 清热通腑, 行气活血。

方药: 大黄牡丹汤加味。

制大黄9g, 牡丹皮9g, 桃仁10g, 玄明粉5g(冲), 鲜冬瓜子50g, 皂角刺15g, 大血藤20g, 败酱草15g, 蒲公英15g, 制乳香4g, 制没药4g, 厚朴10g, 延胡索10g, 7剂。

会诊二: 2017年5月22日。腹痛、腹胀消失, 舌脉如上。

方药: 守上方, 7剂。

活血化瘀灌肠液(自拟方): 丹参30g, 制乳香10g, 制没药10g, 三棱15g, 莪术15g, 海藻15g, 桃仁10g, 大血藤30g。水煎成100mL, 每天1次保留灌肠。

会诊三: 2017年5月29日。月经5月19日来潮, 无不适, 舌脉如上。

方药: 守上方, 加贯众20g, 7剂。

活血化瘀灌肠液100mL, 每天1次保留灌肠。

会诊四: 2017年6月5日。经水方净。

B超检查: 子宫内膜厚度6mm, 宫腔内节育环位置正常, 子宫肌瘤12mm×9mm×10mm, 右侧卵巢囊肿10mm×9mm; 两侧附件区异常回声包块, 左侧37mm×12mm×21mm, 右侧21mm×12mm×17mm。舌脉如上。

方药: 守5月22日方, 7剂。

活血化瘀灌肠液100mL, 每天1次保留灌肠。

会诊五: 2017年6月12日。带黄, 舌脉如上。

方药: 守5月15日方, 加三棱10g, 莪术10g, 7剂。

活血化瘀灌肠液100mL, 每天1次保留灌肠。

会诊六: 2017年6月26日。月经6月19日来潮, 量多, 色鲜。舌脉如上。

治法: 凉血止血。

方药: 牛角地黄汤加味。

水牛角30g(先煎), 生地黄25g, 生白芍20g, 丹皮炭10g, 地榆炭20g, 炒槐花20g, 侧柏炭10g, 海螵蛸20g, 荆芥炭10g, 贯众炭15g, 仙鹤草20g, 7剂。

会诊七: 2017年7月3日。

B超检查: 子宫内膜厚度5mm, 宫腔内节育环位置正常, 子宫肌瘤13mm×9mm×11mm; 右侧卵巢囊肿8mm×7mm, 左侧卵巢异常回声25mm×12mm×15mm, 右侧卵巢异常回声26mm×11mm×18mm。

方药: 消癥汤(自拟方)。

白花蛇舌草15g, 三棱10g, 莪术10g, 制没药4g, 橘核10g,

皂角刺15g, 海藻30g, 牡蛎30g, 石见穿15g, 荔枝核10g, 制乳香4g, 半枝莲15g, 21剂。

活血化瘀灌肠液100mL, 每天1次保留灌肠。

【按语】瘀阻湿热内结痈, 主用大黄牡丹汤; 上服下灌协同治, 愈疾功倍事却半。

盆腔粘连松解后腹痛5个月会诊案

张某, 女, 25岁。因"小腹胀痛反复发作5个月, 明显加重3天, 痛无定处, 以右侧为甚, 局部触痛, 肛门排气困难"要求会诊。

会诊一: 2008年9月9日。2008年6月12日在他院行腹腔镜下探查, 术中见右侧输卵管充血、肿胀、扭曲, 与右侧卵巢及肠管粘连成团; 左侧输卵管无殊。后改为开腹手术, 行盆腔粘连松解＋右侧输卵管造口术。术后半个月, 腹痛复发。2008年8月12日, 上海某大学妇产科医院B超检查提示右侧混合性包块35mm×26mm×23mm, 卵巢来源, 两侧卵巢边界不清。9月6日B超检查提示右侧卵巢囊性厚壁包块4.2cm×3.7cm, 腹部平片未见异常。末次月经8月3日来潮。生育史：0-0-0-0。妇科检查：外阴无殊，阴道通畅，宫颈轻度炎症；宫体平位，正常大小，活动度差，质地中等，压痛；两侧附件触及囊性包块，均压痛。舌淡红，苔薄白，脉涩。

中医诊断： 腹痛（湿热气血阻滞）。

西医诊断： 盆腔粘连性包块，慢性盆腔炎性后遗症。

治法： 行气通下，清利湿热。

方药： 大柴胡汤合金铃子散加味。

柴胡10g，炒黄芩10g，炒白芍10g，半夏10g，生姜5片，大枣6枚，炙大黄10g，炒枳实10g，大腹皮20g，延胡索10g，川楝子10g，乌药10g，槟榔10g，大血藤20g，冬瓜子30g，4剂。

会诊二： 2008年9月13日。月经9月10日来潮，今量少，下腹痛减。舌脉如上。

方药： 四逆清带汤加味（自拟方）。

柴胡10g，枳壳10g，白芍10g，败酱草10g，大血藤15g，樗白皮15g，半枝莲15g，土茯苓15g，蒲公英15g，大蓟15g，小蓟15g，萆薢15g，生甘草6g，大腹皮10g，延胡索10g，5剂。

会诊三： 2009年9月18日。经净3天，腹胀，两侧少腹牵掣感。舌脉如上。

方药：大柴胡汤加味。

柴胡10g，制大黄10g，枳壳10g，炒黄芩10g，半夏10g，炒白芍10g，大枣3个，生姜5片，大腹皮30g，乌药15g，蒲公英15g，大血藤20g，琥珀5g（吞），7剂。

会诊四：2009年10月6日。两侧少腹隐痛，骶部酸，舌脉如上。

大柴胡汤加味。

柴胡10g，制大黄10g，枳壳10g，炒黄芩10g，半夏10g，炒白芍10g，大枣3个，生姜5片，大腹皮30g，乌药15g，蒲公英20g，大血藤20g，血竭5g（吞），延胡索10g，14剂。

会诊五：2008年10月20日。小便之后小腹疼痛，舌脉如上。

方药：守上方，加徐长卿15g，羌活10g，7剂。

会诊六：2008年10月27日。月经10月24日来潮，今未净，下腹疼痛减轻。舌脉如上。

方药：守9月18日方，加炮山甲10g，7剂。

会诊七：2008年11月3日。小腹胀痛极其轻微，舌脉如上。

方药：守10月6日方，7剂。

会诊八： 2008年11月10日。昨天小腹胀，舌脉如上。

方药： 守10月27日方，7剂。

会诊九： 2008年11月18日。11月13日大便溏薄，16日好转。近几天来下腹疼痛加剧，脐周及下腹均紧张，右侧尤甚，走路不能挺腰，咳嗽时加剧。推测可能为排卵期出现的卵巢刺激症状，今无不适。舌脉如上。

方药： 守10月6日方，加徐长卿15g，7剂。

会诊十： 2008年11月26日。下腹偶觉隐痛，舌脉如上。

方药： 守9月18日方，加延胡索10g，川楝子10g，7剂。

会诊十一： 2008年12月4日。月经未转，无不适，舌脉如上。

方药： 大柴胡汤加味。

柴胡10g，制大黄10g，枳壳10g，炒黄芩10g，半夏10g，炒白芍10g，大枣3枚，生姜5片，大血藤30g，蒲公英15g，败酱草15g，延胡索10g，徐长卿15g，14剂。

会诊十二： 2008年12月17日。月经12月4日来潮，无痛经，一周净。12月15日，右侧少腹隐痛，持续半天，大便稍软。B超检查未见异常。舌脉如上。

方药： 守上方，加神曲10g，炒谷芽10g，炒麦芽10g，7剂。

会诊十三： 2009年1月6日。12月28日下腹疼痛伴呕吐，一天缓解，舌脉如上。

方药： 守12月4日方，加血竭5g，川楝子10g，7剂。

会诊十四： 2009年1月14日。月经1月7日来潮，一周净，无腹痛，舌脉如上。

方药： 守12月4日方，14剂。

会诊十五： 2009年2月3日。右侧少腹疼痛半月，泛酸水。舌淡红，苔薄白，脉细。

方药： 大柴胡汤加味。

柴胡10g，制大黄10g，枳壳10g，炒黄芩10g，半夏10g，炒白芍10g，大枣3枚，生姜5片，制乳香5g，制没药5g，大血藤30g，蒲公英15g，败酱草20g，延胡索10g，大腹皮15g，7剂。

会诊十六： 2009年2月13日。月经未转，下腹稍胀，大便稍软。舌脉如上。

方药： 守上方，加槟榔10g，神曲10g，6剂。

会诊十七： 2009年2月28日。月经2月22日来潮，今将净。舌脉如上。

方药： 守2月3日方，7剂。

会诊十八： 2009年3月14日。经水已净，下腹微痛。舌脉如上。

方药: 守上方, 加炒莱菔子10g, 14剂。

会诊十九: 2009年4月22日。下腹疼痛未发生。

方药: 守上方, 7剂。

会诊二十: 2009年8月22日。下腹疼痛未再发生, 大便秘结如羊矢。舌淡红, 苔薄白, 脉细。

方药: 大柴胡汤加味。

柴胡10g, 制大黄10g, 枳壳10g, 炒黄芩10g, 半夏10g, 炒白芍10g, 大枣3枚, 生姜5片, 蒲公英15g, 大血藤15g, 败酱草15g, 延胡索10g, 7剂。

2010年8月28日复诊, 盆腔粘连腹痛症状一直未再发生。

【按语】盆腔粘连病难医, 腹痛腹胀久不移; 大柴胡汤加行气, 清通活血合一剂。

瘀血引起不孕2年会诊案

罗某, 女, 25岁。

会诊一: 2019年10月9日。患者婚后2年未孕, 因丈夫属于少精症，故行体外受精–胚胎移植术，连续失败2次，均显示孕卵未着床，现存冻胚2个。平素月经规则，周期29～30天，经期6天。末次月经2019年10月9日来潮，经量中等，经色红，有血块，无痛经；伴腰酸，无乳胀，无白带，纳可，大便偏干、1～2天1次，小便正常。

既往史：过敏性鼻炎、过敏性哮喘。婚育史：0-0-0-0。妇科检查：经期暂缓。2019年8月1日B超检测子宫动脉血流：左侧RI0.92，S/D12.17；右侧RI0.89，S/D9.17。予口服西地那非片50mg，每日1次；环孢素片100mg，每日1次；硝苯地平片10mg，每日2～3次；硫酸羟氯喹片0.2g，每日1次；强的松片5～10mg，每日1次；皮下注射速碧林注射液0.4mL，每日1次。

2019年9月27日B超复查子宫动脉血流：左侧子宫动脉峰值流速34cm/s，RI1.0；右侧子宫动脉峰值流速41cm/s，RI1.0，子宫动脉舒张期血流消失。

2019年7月5日辅助检查：抗磷脂抗体IgM 21.988MPLU/mL。

2019年8月1日复查：抗磷脂抗体IgM 27.758MPLU/mL；抗核抗体阴性；自然杀伤细胞9.6%。

2019年9月27日检测封闭抗体：阳性；抗精子抗体阴性，抗卵巢抗体阴性，抗子宫内膜抗体阴性；同型半胱氨酸12μmol/L。

舌淡红, 苔薄白, 脉细。诊断为磷脂抗体综合征。由于患者要求首先使用中药调理, 之后再择期行体外受精–胚胎移植术, 故停用一切西药, 改用中药治疗, 并暂时采取避孕措施, 前来会诊。

中医诊断: 不孕(水血互结)。

治法: 活血利水。

方药: 加味当归芍药散。

当归6g, 炒白芍10g, 茯苓10g, 川芎6g, 泽泻10g, 炒白术10g, 牡丹皮9g, 丹参10g, 莲房10g, 益母草10g, 7剂。

会诊二: 2019年10月16日。症如上, 胃脘不适, 舌脉如上。

方药: 守上方, 加半夏10g, 陈皮10g, 7剂。

会诊三: 2019年10月23日。症如上。

方药: 守上方, 加制乳香、制没药各5g, 7剂。

会诊四: 2019年10月30日。末次月经2019年10月9日来潮。舌脉如上。

方药: 守10月9日方, 加三七10g, 大腹皮15g, 制乳香5g, 制没药5g, 7剂。

会诊五: 2019年11月6日。末次月经2019年11月6日来潮, 经量不多, 舌脉如上。

方药: 守上方,去制乳香、制没药,7剂。

会诊六: 2019年11月13日。经净,舌脉如上。

方药: 当归6g,炒白芍10g,茯苓10g,川芎6g,泽泻10g,炒白术10g,莲房10g,益母草10g,丹参10g,三七12g,牡丹皮9g,制乳香6g,制没药6g,7剂。

会诊七: 2019年11月20日。无不适。舌脉如上。

方药: 守上方,加䗪虫10g,7剂。

会诊八: 2019年11月27日。恶心,舌脉如上。

方药: 当归6g,炒白芍10g,茯苓10g,川芎6g,泽泻10g,炒白术10g,莲房10g,牡丹皮9g,丹参10g,益母草10g,三七12g,延胡索10g,半夏12g,䗪虫10g,7剂。

会诊九: 2019年12月4日。无不适,末次月经2019年12月3日来潮,舌脉如上。

方药: 当归6g,炒白芍10g,茯苓10g,川芎6g,泽泻10g,炒白术10g,莲房10g,牡丹皮9g,丹参10g,益母草10g,三七12g,䗪虫10g,7剂。

会诊十: 2019年12月11日。经行5天净,无不适,舌脉如上。

方药: 守上方, 7剂。

会诊十一: 2019年12月28日。B超检查示左侧子宫动脉峰值流速38cm/s, RI舒张早期见反向血流信号; 右侧子宫动脉峰值流速35cm/s, RI 0.88, S/D 8.15。舌脉如上。

方药: 益母草50g, 丹参30g, 䗪虫10g, 制乳香10g, 制没药10g, 枳壳15g, 大腹皮30g, 桃仁15g, 红花15g, 水蛭10g, 当归20g, 川芎20g, 虻虫6g, 7剂。

生木耳水浸泡洗净后, 每日取适量, 加调味品生吃。

会诊十二: 2019年12月25日。症如上, 末次月经2019年12月3日来潮, 舌脉如上。

方药: 守上方, 加香附10g, 7剂。

会诊十三: 2020年1月2日。尿妊娠试验阳性, 绒毛膜促性腺激素2189mIU/mL。抗磷脂抗体阴性, β₂糖蛋白阴性, D-二聚体0.28mg/L, 雌二醇1447pmol/L, 孕酮86.79mmol/L。病原体检查阴性, 促甲状腺素1.42nmol/L, 游离甲状腺素16pmol/L, 抗甲状腺球蛋白抗体、甲状腺过氧化物酶抗体均正常, 同型半胱氨酸9.8μmol/L。

方药: 当归6g, 炒白芍10g, 茯苓10g, 川芎6g, 泽泻10g, 炒白术10g, 莲房10g, 牡丹皮9g, 三七15g, 益母草20g, 丹参20g,

4剂。

西药: 达肝素钠针5000U皮下注射,每日2次;阿司匹林片,一次50mg,每日2次,口服;硝苯地平片,一次10mg,每日2次,口服;西地那非片50mg,每日1次,阴道用药;复合维生素E,每日1片,口服。

会诊十四: 2020年1月6日。绒毛膜促性腺激素10512mIU/mL,雌二醇2060pmol/L,孕酮90.45mmol/L,血小板聚集率AA15.9%,ADP69.5%。无不适,舌脉如上。

方药: 守上方,4剂。

西药: 用法同上。

会诊十五: 2020年1月10日。绒毛膜促性腺激素28484mIU/mL,雌二醇2375pmol/L,孕酮90.110mmol/L,血小板聚集率AA1.4%。无不适,舌脉如上。

方药: 守上方,5剂。

西药: 用法同上。

会诊十六: 2020年1月15日。咽痛。绒毛膜促性腺激素62821mIU/mL,雌二醇2809pmol/L,孕酮80.88nmol/L。B超检查示宫内早孕(6$^+$周)。妊娠囊27mm×10mm×31mm,可见胚芽回声,长约5mm,可见心管搏动。子宫动脉阻力,左57cm/s,RI 0.82,

PI 2.33, S/D 5.55; 右65cm/s, RI见舒张期血流信号缺失。

方药: 守上方, 加牛蒡子10g, 桔梗6g, 5剂。

达肝素钠针5000U皮下注射, 每日2次; 西地那非片50mg, 每日1次, 阴道用药。

【按语】患者IVF-ET两次失败, 均是受精卵没有着床。而受精卵不着床, 并非由于磷脂抗体综合征, 而是子宫动脉血流阻力过高引起的子宫内环境不良所致。因此, 改善子宫动脉血流阻力过高, 是中药调整的重点。加味当归芍药散是一张活血利水的方剂, 由于发现该方对于患者的子宫动脉血流阻力过高改善不明显, 从而换成重剂的活血化瘀方剂, 并另加黑木耳食用。木耳具有抗血小板功能活性的作用。在使用了70剂加味当归芍药散和14剂重剂活血化瘀药, 并辅佐黑木耳食用后, 竟然使患者成功怀孕。清代王清任的《医林改错》誉活血化瘀的少腹逐瘀汤:"此方去疾, 种子, 安胎, 尽善尽美, 真良善方也。"此言信而不诬也。

宫颈癌放射性肠炎会诊案

张某, 女, 31岁。因"宫颈癌四期放化疗后1个月, 放射性肠炎发作20天"要求异地会诊。

　　患者2019年11月19日起，在河北省某医院肿瘤科十楼东区48床住院治疗，共行34次放疗，5次小化疗，6次大化疗，7次后装治疗。2019年11月19日入院行放、化同步治疗。其中放疗方案为腹主动脉旁及腹膜后淋巴结区域、宫颈病灶及淋巴引流区PTV50.4Gy/28F；同步化疗方案为紫杉醇脂质体每周60mg。应用第1次化疗4天，出现严重皮疹，考虑化疗药物反应，给予对症抗过敏治疗后好转。遂改用顺铂每周40mg，给予相应辅助用药。放疗结束后行放疗加量，方案为腹膜后及盆腔淋巴结区域PTV16Gy/8F。放疗后于2020年2月19日给予第1周期化疗，方案为TC（紫杉醇脂质体240mg/dL＋卡铂500mg d2 21天）。2020年3月10日入院后，给予第2周期化疗，方案同上。

　　2019年11月开始化疗后一直便秘，化疗第2周期左右偶尔出现腹泻，化疗第4周期开始大便不成形，有少量不成形细条状黏液软便，甘油灌肠后增多（化疗前大便正常，偶有便秘）。放化疗后，潮热出汗明显，一小时2次。

　　2020年7月8日，食用凉面后出现下腹及脐周痉挛性疼痛腹泻。后出现不排气，不排便，腹痛加剧，故于2020年7月20日在其治疗医院的普外科十五层东区14床住院治疗，诊断为"放射性肠炎，不完全肠梗阻，肠壁水肿"。予禁食禁水，胃肠减压，抗感染，补液营养支持，解痉止痛治疗；甘油灌肠后腹痛较前稍好转。

会诊一：2020年7月29日。近2日改半流质饮食，纳欠，每日仅进食半碗米粥；进食后饱胀感明显，反酸较多，嗳气多，一日数十次，腹胀，矢气难，肠鸣音亢进。现很少灌肠，大便稀粥样、夹带黏液和不消化食物，日解5~6次。胃脘、左上腹、脐腹部疼痛，不敢触摸，少腹时发疼痛；腹部发凉，喜热敷，热敷后腹胀稍减轻，按之柔软，肠鸣音亢进；手脚发冷，心慌明显，心率加快，夜寐欠安，口苦，体温36.3~36.7℃。舌稍淡嫩，苔薄腻，脉不详。

中医诊断：腹痛腹泻（脾阳不振）。

西医诊断：放射性肠炎。

治法：温中健脾，燥湿止泻。

方药：理中汤加味。

党参12g，炒白术12g，炮姜5g，炙甘草6g，川连5g，川椒3g，乌梅9g，苍术10g，厚朴10g，炒莱菔子10g，赤石脂15g，六神曲10g，5剂。

吩咐停止甘油灌肠。

会诊二: 2020年8月4日。服药后7月31日~8月3日,共排便2次,大便偏软,稍成形;今日排便1次,已成形。腹胀明显减轻,肠鸣音较前减少,嗳气、反酸明显缓解,心悸基本消失,精神好转,开始外出散步,出汗较多;前几天夜寐安,近2日夜寐一般;食量一般,易饥,每日进食三顿,每顿大半碗小米粥或煮烂的面条。现停用甘油灌肠,偶尔小腹坠痛,仍感发凉,腰酸痛。于7月31日出院。舌淡红,苔薄白,脉不详。

方药: 党参12g,炒白术10g,炮姜5g,炙甘草6g,炒薏苡仁30g,赤石脂15g,川连3g,木香10g,金樱子15g,芡实15g,浮小麦30g,合欢花12g,夜交藤15g,6剂。

会诊三: 2020年8月19日。大便成形,每次大便结束时腰部坠痛,不敢直腰,腹痛,需要卧床,用热水袋外敷。舌淡红,苔薄白,脉不详。

方药: 淡附片6g,炮姜5g,川椒3g,川连3g,党参12g,炒白术10g,炙甘草5g,砂仁5g(杵冲),茯苓10g,益智仁10g,厚朴10g,木香6g,半夏15g,陈皮12g,3剂。

会诊四: 2020年8月23日。两天排便1次,大便正常,稍干时曾用开塞露1次;偶有腹胀,一排气就能缓解。睡眠质量不佳,心慌，心率90～100次/分，血白细胞下降，感觉很好。舌淡红，苔薄白，脉不详。

方药：太子参12g，生黄芪15g，仙鹤草20g，炒白术10g，茯苓10g，远志10g，当归9g，川芎6g，柏子仁10g，木香10g，丹参12g，炙甘草6g，红枣6枚，7剂。

【按语】患者放射性肠炎属于外照射放射病，治疗长达8个月未愈，无奈请求远地会诊。根据辨证，属于脾阳不振、寒湿滞留，选用理中汤合乌梅丸、平胃散加减。乌梅丸出自《伤寒论》，书中称"主久利"，数方合用，终使放射性肠炎患者病情缓解，获得圆满成功。

小便癃闭5天会诊案

方某，女，32岁。初诊：2000年12月6日。

患者有慢性盆腔炎性疾病史，腰腹持续性疼痛较剧4天；伴恶心，月经延期，阴道少量出血2天。尿妊娠试验阴性，住院4天。B超检查：盆腔探及前后径4.9cm液性暗区，内见多条飘浮回声及光点回声；宫内节育环下移。血液常规检查：白细胞

23.9×10^9/L, 血红蛋白14.9g/L。妇科检查: 外阴无殊, 阴道通畅, 宫颈中度柱状上皮外移; 宫体前位, 正常大小, 活动, 质地中等, 压痛; 两侧附件压痛。西医诊断: ①慢性盆腔炎性疾病急性发作。②宫内节育器移位。

住院后经抗炎治疗3天, 经水未潮, 白细胞下降至11.5×10^9/L。12月12日下腹疼痛, 先出现排尿淋沥不尽, 继而小便潴留, 导尿1000mL。放置导尿管, 定时开放。12月13日, 检查膀胱积尿高达脐下二指, 肌内注射新斯的明并结合针灸、抗炎治疗, 效果不佳。12月14日拔去导尿管之后, 排尿仍困难, 下腹压痛。舌紫红, 苔黄腻, 脉滑细。

会诊一: 2000年12月16日。症状同上。

中医诊断: 癃闭(气化阻滞, 水湿停留)。

治法: 通阳化气, 行气渗湿。

方药: 滋肾通关丸加味。

肉桂5g, 炒黄柏10g, 知母8g, 车前子20g(包), 枳壳30g, 生黄芪30g, 大腹皮15g, 琥珀3g(吞), 茯苓皮30g, 猪苓15g, 海金沙15g, 川牛膝15g, 3剂。

中药煎液口服, 药渣做下腹部热敷。用药之后小便即通。

【按语】李东垣《兰室秘藏》小便淋闭论有"治不渴而小便闭热在下焦血分"的方，由黄柏、知母、肉桂组成。这便是后世称谓的滋肾通关丸。方中知母、黄柏滋阴泻火，肉桂温阳化气。有人担忧肉桂辛热，对小便癃闭治疗不利，而未知膀胱能够得气化方出溲者，全在气化。案中所用之方，亦仿济生肾气丸之意。服药之后，药渣热敷下腹，更属巧思妙想，助通利膀胱之气于顷刻之间。

高血压会诊案

刘某，女，67岁。主诉：发现高血压20余年，加重7天。

会诊一：2016年11月15日。患者自称有高血压病史20余年，近2年规律服用络活喜片（苯磺酸氨氯地平片），每日1片，血压控制在180/90mmHg以内。近7天血压波动较大，下午4点及晨起最高，达208/95mmHg，晚餐后及早餐后血压降低至135/64mmHg。西药加服倍他乐克片，每日1片，血压无明显下降。中医内科治疗，投用羚羊角、钩藤、夏枯草之属，依然无效。平素肥胖，容易出汗，口臭，常嗳气，无腹胀。下午血压升高时常伴有畏寒，吃带汤热食后畏寒好转，血压也随之逐渐下降。小便频多，约半小时1次，每晚夜尿5次，大便时溏时干，以溏便为多。嘱继续维持服用西药。舌稍淡嫩，苔薄腻，脉沉细。

西医诊断：高血压病。

辨证：肾阳虚弱，浮阳上越。

治法：温补肾阳，摄纳浮阳。

方药：肾气丸加味。

桂枝3g，淡附片3g，熟地黄15g，山药15g，山茱萸10g，牡丹皮10g，茯苓10g，泽泻10g，杜仲10g，怀牛膝20g，桑寄生15g，苍术10g，3剂。

会诊二：2016年11月19日。药后下午畏寒减轻，小便次数减少，血压波动在（164～190）/（80～84）mmHg，咽干。舌苔腻减，脉如上。

方药：守上方，怀牛膝加至30g，加木蝴蝶5g，7剂。

会诊三：2016年11月25日。下午身冷减轻，11月22～24日下午的血压波动在（180～197）/（85～94）mmHg，下肢抽筋，右手指麻木，头筋掣动。舌脉如上。

方药: 桂枝3g, 淡附片5g, 熟地黄15g, 山药15g, 山茱萸10g, 牡丹皮10g, 茯苓10g, 泽泻10g, 杜仲10g, 桑寄生15g, 川牛膝30g, 地龙10g, 白芍12g, 7剂。

会诊四: 2016年12月1日。下午身冷减, 偶发。11月25日~12月1日下午的血压波动在(164~186)/(81~86)mmHg, 手指麻木, 头筋掣动消失, 矢气多, 胃脘不适, 嗳气多。舌稍淡嫩, 苔薄白, 脉沉细。

方药: 桂枝3g, 淡附片6g, 熟地黄15g, 山药15g, 山茱萸10g, 牡丹皮10g, 茯苓10g, 泽泻10g, 杜仲10g, 桑寄生15g, 川牛膝30g, 赤小豆15g, 降香5g, 7剂。

吴茱萸15g, 研末, 水调敷涌泉穴。

会诊五: 2016年12月8日。下午身冷基本消失, 近日血压波动在(156~185)/(78~88)mmHg, 夜尿3~4次, 下午小便1~1.5小时1次, 胃脘转舒, 大便软, 矢气稍多。舌脉如上。

方药: 守上方, 去赤小豆、降香, 桑寄生加至30g; 加厚朴10g, 天麻10g, 7剂。

吴茱萸15g, 研末, 水调敷涌泉穴。

会诊六: 2016年12月14日。偶觉下午身冷, 近日血压波动在(165~179)/(71~87)mmHg。夜尿3~4次, 下午小便1.5~2小时1次；大便成形，矢气多。舌淡红，苔薄白，脉细。

方药：守12月1日方，去赤小豆、降香，桑寄生加至30g，加天仙藤10g。7剂。

吴茱萸15g，研末，水调敷涌泉穴。

会诊七：2016年12月21日。午后身冷消失，血压波动在（162～187）/（67～86）mmHg之间。舌脉如上。

方药：桂枝6g，淡附片9g，熟地黄15g，山药15g，山茱萸10g，牡丹皮10g，茯苓10g，泽泻10g，杜仲15g，桑寄生30g，川牛膝30g，天仙藤10g，7剂。

吴茱萸15g，研末，水调敷涌泉穴。

会诊八：2016年12月28日。午后身冷现象消失，偶觉头晕，夜尿3次。血压波动在（165～192）/（72～90）mmHg。舌淡红，苔薄白，脉细。

方药：守上方，加磁石20g（先煎），龟甲30g（先煎），7剂。

吴茱萸15g，研末，水调敷涌泉穴。

会诊九：2017年1月12日。身冷消失，偶觉潮热，血压波动在（160～218）/（72～92）mmHg。舌淡红，苔薄白，脉细。

方药: 守12月21日方,去天仙藤;加鳖甲20g(先煎),丹参15g,7剂。

会诊十: 2017年1月19日。服药后血压无明显下降,重新将上方桂枝减至3g,淡附片减至6g。今日血压168/72mmHg。

以后随访1个月,血压平稳。

【按语】对于高血压的常规治疗,通常是用清热平肝法,但从辨证的角度看,并非如此,还有肾阳虚弱、浮阳上越者。赵献可《医贯·相火龙雷论》称:"火有人火,有相火。人火者,所谓燎原之火也,遇草而爇,得木而燔,可以湿伏,可以水灭,可以直折,黄连之属可以制之。相火者,龙火也,雷火也,得湿则焰,遇水则燔,不知其性而以水折之,以湿攻之,适足以光焰烛天,物穷方止矣。识其性者,以火逐之,则焰灼自消,炎光扑灭。古书泻火之法,意盖如此。今人率以黄柏治相火,殊不知此相火者,寄于肝肾之间,此乃水中之火,龙雷之火也。若用黄柏苦寒之药,又是水灭湿伏,龙雷之火愈发矣。龙雷之火,每当浓阴骤雨之时,火焰愈炽,或烧毁房屋,或击碎木石,其势诚不可抗。惟太阳一照,火自消灭。此得水则炽,得火则灭之一验也……明于此义,故惟八味丸桂附与相火同气,直入肾中,据其窠宅而招之,同气相求,相火安得不引

214

之而归原。"这类患者,需要温补肾阳、摄纳浮阳的逆治方法。使用吴茱萸敷涌泉穴,属于引热下行的外治法,协同内服药物,殊途同归。

眩晕3年会诊案

罗某,女,51岁。因"梅尼埃综合征反复发作3年"由他院医师推荐会诊。

会诊一: 2019年10月31日。患者近3年来,梅尼埃综合征反复发作。发作时恶心,眩晕,耳鸣,有摆动感,无视物旋转,伴腹泻,需卧床平躺。至医院住院半个月治疗,无效出院。听力下降,高压氧舱治疗后听力无改善。每日饮水总量2000mL,晨起眼胞肿、口淡。近期早晚阵发性头眩,稍倦,后脑微痛、发紧。纳寐可,二便无殊。2017年8月,颅脑CT检查正常,核磁共振增强检查考虑内耳淋巴液增多。舌淡红,苔薄白,脉缓、右脉沉细弦。

中医诊断: 眩晕(水湿内阻)。

西医诊断: 梅尼埃综合征,慢性水中毒。

治法: 健脾利水蠲饮。

方药: 泽泻汤合苓桂术甘汤加味。

泽泻30g, 炒白术12g, 茯苓20g, 桂枝6g, 炙甘草6g, 黄芪12g, 天麻10g, 僵蚕10g, 川芎12g, 7剂。

嘱患者每日减少饮水量。

会诊二: 2019年11月7日。日饮水量控制在1000~1200mL。无阵发性眩晕, 后脑痛、发紧未再出现, 口淡。舌淡红, 苔薄白, 脉缓。

方药: 守上方, 茯苓改为茯苓皮20g, 7剂。

会诊三: 2019年11月14日。日饮水量控制在800mL, 无阵发性眩晕, 无后脑发紧。晨起眼胞肿。咨询之后发现, 患者长期以来喜用薄枕头, 习惯趴姿睡觉。夜尿3次。舌淡红, 苔薄白, 脉缓。

方药: 守上方, 茯苓皮加至50g, 加益母草30g, 7剂。

嘱患者睡觉时增高枕头, 改换睡姿。

会诊四: 2019年11月21日。阵发性眩晕、后脑发紧症状均未再发生, 月经未转, 舌脉如上。

方药: 守11月7日方, 续进7剂。

【按语】西医诊断为梅尼埃综合征, 我认为还存在水中毒。

当机体所摄入水总量大大超过了排出水量，导致水分在体内潴留，引起血浆渗透压下降和循环血量增多，称之为水中毒。当血钠浓度<130mmol/L时，可出现消化系统症状加神经系统症状；<120mmol/L时，几乎都是神经系统症状。治疗上以补钠为主，脱水和利尿不是首选的治疗方法，而中医的健脾利水法却有良好的疗效。

• 暑风高热不退会诊案

陈某，女，学生，16岁。因"高热伴咽痛2天"，由其他门诊医师转来会诊。

会诊一： 2014年8月2日。患者2天前突发高热，体温高达40℃；伴有咽痛，恶寒，无汗，尿黄，便结。身体检查见咽部充血，扁桃体红肿。血常规检查示白细胞15×10^9/L，中性粒细胞83.7％。昨日已服用银翘散加青蒿、香薷，西药安奇片抗炎、美林口服液退热。今日仍高热不退；伴头痛，恶寒，咽痛。舌红，苔黄，脉弦数。

中医诊断: 暑热（外感暑邪）。

西医诊断: 上呼吸道感染。

治法: 辛凉解表，清暑利咽。

方药: 石膏20g，薄荷10g（后入），大青叶12g，牛蒡子12g，炒栀子10g，淡豆豉10g，玄参12g，桔梗6g，蝉蜕10g，荆芥10g，连翘10g，六一散30g，3剂。

会诊二: 诉药后半小时微汗出，身热减退，次日亦安。

【按语】《金匮要略·痉湿暍病脉证治》中有"太阳中热者，暍是也。汗出恶寒，身热而渴，白虎加人参汤主之。"其中的"暍"，就是暑热之病。该案治疗时，取白虎汤的石膏为主药，配合六一散清暑利湿，栀子豉汤、薄荷、牛蒡子、蝉蜕、荆芥解表退热，大青叶、玄参、桔梗解毒利咽。由于证药相符，使体若燔炭者，一剂热退。

社区获得性肺炎咳嗽25天会诊案

胡某，女，43岁。

以下为金华市某医院出院记录。

入院日期: 2019年7月22日。出院日期: 2019年7月28日。入院诊断: 社区获得性肺炎。出院诊断: 社区获得性肺炎。入院情况(病史及体检摘要): 因"发热10天, 咳嗽1周", 于2019年7月22日收住金华市某医院。体格检查: 体温36.5℃, 心率91次/分, 心律尚齐, 呼吸18次/分, 血压109/61mmHg, 神志清, 精神可, 呼吸尚平稳, 唇无紫绀, 浅表淋巴结未及明显大, 颈静脉无怒张, 胸廓无畸形, 肋间正常; 双肺叩诊呈清音, 两肺呼吸音粗, 未闻及明显干湿性啰音; 腹软, 无压痛, 无反跳痛, 肝脾肋下未及, 移动性浊音阴性; 双下肢无水肿, 病理反射阴性。

住院期间检查结果: 2019年7月23日结核菌涂片检查(痰液)、自身抗体谱、血管炎相关自身抗体谱(血清)、呼吸道感染病原体IgM抗体检测(血清)、受血(制品)前检测(血清)、D-二聚体、凝血功能常规检查(血象)、淀粉酶测定、肾功能常规检查、血脂常规查、心肌酶谱常规检查、肝功能常规检查、钾钠氯无机磷测定、镁测定、葡萄糖、钙(血)、粪便检查(粪便)、甲状腺功能常规检查、CA125、CA153、肿瘤标志物三项、鳞状上皮细胞癌抗原(scc, 血清)、降钙素原(急, 血浆)均未见明显异常。2019年7月23日检查: 红细胞沉降率测定(ESR)、血常规、超敏CRP: 血红蛋白101g/L、红细胞压积32.8%, 平均红细胞体积77.2fL，平均血红蛋白量23.8pg，平均血红蛋白浓度30g/L，红细胞分布宽度15.0%，血小板547×10^9/L，血小板压积0.580%，血沉27mm/h。2019年7月23日病区尿常规检查：上皮细胞10.1/μL；心电图示：窦性心律，正常范围心电图。

诊疗经过： 予以莫西沙星氯化钠（拜复乐）0.40g静脉滴注，每日1次，抗感染及止咳化痰以对症治疗。

出院时情况： 患者咳嗽咳痰好转，无恶心呕吐，无畏寒发热，无胸闷气闭等不适。

体格检查： 神志清，精神尚可；两肺呼吸音粗，未闻及明显干湿性啰音；双下肢无水肿，病理反射阴性。现患者病情稳定，予今日出院，定期我科门诊随诊。

疗效： 好转。

出院带药：（开瑞坦）氯雷他定片1盒，一次10mg，一日1次，口服；乙酰半胱氨酸泡腾片3盒，一次0.6g，一日2次，溶解后服用；（阿斯美）复方甲氧那明胶囊2瓶，一次2粒，一日3次，餐后口服；（切诺）桉柠蒎肠溶软胶囊2盒，一次0.3g，一日3次，餐前口服；（拜复乐）盐酸莫西沙星片1盒，一次0.4g，一日1次，口服。

会诊一： 2019年8月8日。因社区获得性肺炎发烧住院治疗，现热退出院11天，连续咳嗽25天未愈，咳嗽剧烈，先咳一阵后痰才能出来，痰不多、质稀、呈白色泡沫状，从肺部深处咳出来的痰感觉很冰；口苦口干，喜微热饮，大便偏干。通过微信，传来舌象照片，见舌淡红，苔白滑，脉象缺。

中医诊断: 咳嗽 (痰饮阻肺)。

西医诊断: 社区性肺炎。

治法: 温肺化饮。

方药: 苓桂术甘汤合桂枝加厚朴杏子汤、三子养亲汤加减。

茯苓10g，桂枝6g，炒白术10g，炙甘草6g，炒莱菔子10g，炒苏子10g，白芥子3g，干姜5g，厚朴10g，杏仁10g，3剂。

服药3剂，诸症消失。

随访患者，回信称: 这药既便宜，疗效又好。

【按语】社区获得性肺炎是在院外由细菌、病毒、衣原体和支原体等多种微生物所引起的肺部感染。从患者的咳痰质稀，呈白色泡沫状，从肺部深处咳出来的痰感觉很冰、喜微热饮、苔白滑，便可以诊断为痰饮阻肺，故以苓桂术甘汤等温药和之。

白血病骨髓移植术后反复咳嗽2年会诊案

张某，女，56岁。因"白血病骨髓移植术后2年，反复咳嗽2年"，经其他医师介绍会诊。

会诊一： 2019年12月16日。患者2016年发现患白血病，2年前于上海某医院行骨髓移植，术后至今反复阵发性咳嗽，伴头痛，多次在上海及温州等西医院的呼吸科进行中西医结合治疗，均无效。现咳嗽咳痰，痰色白质黏，难咳出，以日间为主，自述口服羧甲司坦片、氯雷他定片、拜复乐片后症状稍缓解。心率快，104次/分。反复口腔溃疡，晨起口微苦，口干，两手掌绯红，胃纳欠佳，夜寐尚安，大便难。2019年11月15日查CT示两肺散在炎症，较前部分吸收，肝膈顶钙化灶。舌淡红，苔腻微黄，脉弦滑而数。

中医诊断： 咳嗽（痰热）。

西医诊断： 呼吸道感染？

治法： 清肺化痰止咳。

方药： 黄连温胆汤加味。

黄连3g，茯苓10g，半夏9g，枳壳10g，竹茹9g，陈皮9g，炙

222

甘草6g，芦根30g，浙贝母10g，瓜蒌皮10g，天花粉10g，海浮石20g，罗汉果10g，鲜竹沥2支（冲服），3剂。

雪羹汤（海蜇、荸荠），自配制食用。

会诊二： 2019年12月19日。咳嗽减半，痰量减少，心率93次/分，头痛消失，大便正常。舌淡红，苔薄腻，脉数。

方药： 守上方，加胆星10g，远志10g，4剂。

雪羹汤（海蜇、荸荠），自配制食用。

猴枣散，每次2支，每日2次，口服。

会诊三： 2019年12月23日。吃糯米食品后，咳嗽略增，大便稍难，心率84次/分。舌脉如上。

方药： 守12月16日方，改瓜蒌皮为瓜蒌实30g，加桑白皮15g，3剂。

会诊四： 2019年12月26日。咳嗽续见好转，痰量减，易咳出，口微苦，大便改善，心率81次/分。舌脉如上。

方药： 黄连3g，茯苓10g，半夏9g，枳壳10g，竹茹9g，陈皮9g，炙甘草6g，瓜蒌实30g，海浮石20g，桑白皮15g，浙贝母12g，地骨皮12g，鲜竹沥2支（冲服），4剂。

猴枣散，每次2支，每日2次，口服。

雪羹汤（海蜇、荸荠），自配制食用。

会诊五： 2019年12月30日。咳嗽明显好转，一天偶咳几声，喉部觉痰痞，大便稍硬呈颗粒状。舌淡红，苔薄白，脉细，心率正常。

方药：黄连3g，茯苓10g，半夏9g，枳壳10g，竹茹9g，陈皮9g，炙甘草6g，海浮石30g，礞石10g，制大黄5g，瓜蒌实30g，桔梗9g，浙贝母10g，桑白皮15g，鲜竹沥2支（冲服），7剂。

猴枣散，每次2支，每日2次，口服。

雪羹汤（海蜇、荸荠），自配制食用。

会诊六：2020年1月6日。咳嗽除，大便正常，稍倦。舌脉如上。

方药：守上方，加南沙参15g，7剂。

猴枣散，每次2支，每日2次，口服。

【按语】雪羹汤，原名雪羹，是一张食疗方，由海蜇、荸荠组成，出自《古方选注》中；治疗肝经厥热，少腹攻冲作痛，后世亦有用于痰热咳嗽者。猴枣散出自《古今名方》，具有清热化痰、开窍镇惊的功效；药味由猴枣（猕猴的肠胃结石）、羚羊粉、煅青石、伽南香、硼砂、天竺黄、川贝母、麝香组成。

腹胀3年会诊案

张某，女，54岁。下腹胀3年，加重2个月，下腹部隆起，如

224

孕4月, 喜按, 大便羊屎状, 矢气多难排, 腹围83cm。连续吃番薯10天以利排气, 纳寐可。2017年4月曾因尿失禁行手术治疗, 具体不详。平素月经规则, 末次月经8月13日来潮。4天前B超检查提示: 子宫腺肌症, 子宫三径20.8cm, 内膜厚度6mm, 左侧卵巢23mm×10mm, 右侧卵巢显示不清。生育史: 1-0-3-1 (顺产)。由门诊医师介绍会诊。

会诊一: 2018年8月15日。病史如上, 身体检查: 下腹部皮下脂肪偏厚, 叩诊呈鼓音。舌淡红, 苔薄白, 脉涩。

中医诊断: 腹胀 (胃肠积滞)。

治法: 通腑除满, 行气导滞。

方药: 小承气汤加味。

枳实50g, 制大黄6g, 厚朴10g, 诃子30g, 大腹皮15g, 麦芽30g, 赤小豆30g, 3剂。

会诊二: 2018年8月18日。测腹围80.5cm, 腹胀较前好转, 大便每天2~3次, 羊屎状, 欲矢气、难排, 纳可, 寐安。舌淡红, 苔薄白, 脉涩。

方药: 中药守上方, 加厚朴至20g, 7剂。

会诊三: 2018年8月25日。腹胀已除, 大便每天6~7次, 或溏，无矢气，自觉已经舒服。舌淡红，苔薄白，脉涩。

方药：中药守上方，改制大黄为3g，7剂。

会诊四：2018年9月3日。腹胀已除，大便日解4～5次、成形、质软，矢气顺利。舌淡红，苔薄白，脉涩。

赤小豆30g，枳壳50g，诃子30g，槟榔10g，乌药10g，厚朴10g，麦芽30g，苍术10g，木香10g，7剂。

【按语】小承气汤是《伤寒论》轻下热结的方剂，更是一张行气导滞的方剂，与该案十分吻合，故用之其效如鼓应桴。方中加用行气的大腹皮，容易理解；加用赤小豆、麦芽，取其调气功效；加用诃子者，许多人或许不明，认为诃子收敛。其实，《金匮要略·呕吐哕下利病脉证治》中有"气利，诃黎勒散主之。"就是用诃子一味来治疗排便的同时排气的一种疾病。可见诃子一味随配伍不同，发挥异样的功用。

慢性腹泻、脱肛4年会诊案

苏某，女，18岁。因"腹泻4年，伴脱肛，痛经1年"，由门诊医师推荐会诊。

会诊一: 2020年5月20日。患者系高三学生,学习紧张,腹泻4年,大便不成形,每天2~3次,经期加重,水样便,每天6~7次,伴脱肛、痔疮出血,曾多次服用中西药治疗未愈。身体消瘦,面色苍白,有气无力。身高163cm,体重45.5kg。痛经1年,经期第一天痛经较剧,夹血凝块,冒冷汗,热敷后腹痛稍缓解,不喜冷饮,月经周期28~30天,经期4天,末次月经5月19日来潮。2019年胃、肠镜检查无殊。中西医多方治疗,没有疗效。居家时菜蔬中不能有一点油星,生怕腹泻加重。舌淡红,苔薄白,脉细软。

中医诊断: 久泻(寒热虚实错杂),脱肛(气虚),痛经(寒凝)。西医诊断:慢性肠功能紊乱,脱肛。

治法: 逐瘀散寒。

方药: 少腹逐瘀汤加味。

小茴香5g,干姜5g,延胡索10g,当归9g,川芎9g,蒲黄炭10g,五灵脂10g,肉桂粉5g,制没药5g,赤芍10g,六神曲10g,7剂。

会诊二: 2020年5月27日。月经5月19日~5月22日,痛经减轻,大便1天3~4次、溏稀、痔血,怕冷。舌淡红,苔薄白,脉细软。

治法: 温中, 健脾, 清热。

方药: 附子理中汤加味。

淡附片5g, 炮姜6g, 党参12g, 炒白术10g, 炙甘草6g, 黄连3g, 诃子10g, 乌梅10g, 川椒3g, 苍术10g, 神曲10g, 7剂。

脏连丸(缺货)。

会诊三: 2020年6月3日。大便日解3次, 第一次成形, 之后烂溏, 恶心。舌脉如上。

方药: 中药守上方, 加半夏12g, 苏叶6g, 7剂。

会诊四: 2020年6月10日。大便日解3次、不成形, 痔血。舌脉如上。

治法: 燮理阴阳。

方药: 乌梅丸加味。

乌梅10g, 细辛3g, 干姜3g, 当归6g, 淡附片6g, 花椒3g, 桂枝6g, 党参10g, 炒黄柏5g, 黄连3g, 补骨脂10g, 益智仁10g, 罂粟壳5g, 7剂。

少腹逐瘀颗粒, 一次1.6g, 一日2~3次口服。

会诊五: 2020年6月17日。因为罂粟壳系民间讨来, 不知用量5g是什么概念, 随便剥下一点皮, 大约每次连1g都不及。月经6月15日来潮，痛经减轻，大便次数每日2~5次、质软，面色少华。舌淡红，苔薄白，脉细软。

方药： 乌梅丸加味，7剂。

乌梅6g，细辛3g，干姜3g，当归6g，淡附片6g，花椒3g，桂枝6g，党参10g，炒黄柏5g，黄连3g，罂粟壳6g，赤石脂15g，石榴皮10g，补骨脂10g，益智仁10g。

会诊六： 2020年6月24日。6月18日大便日解2次，6月19日至今大便日解1次、成形，无脱肛，无痔血，口糜。患者说，几年来，现在终于像正常人一样大便了。舌淡红，苔薄白，脉细软。

方药： 中药守上方，加升麻12g，7剂。

会诊七： 2020年7月2日。6月28日自服西洋参、石斛后大便溏软2天，其余时间大便成形，日解1次，成条状，无脱肛，脐腹隐痛。外感2天，流涕喷嚏。舌脉如上。

方药： 人参败毒散加味。

党参15g，茯苓10g，川芎6g，羌活10g，独活10g，桔梗6g，枳壳10g，柴胡10g，前胡10g，甘草5g，罂粟壳4g，7剂。

会诊八： 2020年7月9日。大便正常，无脱肛，外感愈。舌淡红，苔薄白，脉细软。

方药： 中药守6月17日方，加诃子10g，7剂。

会诊九： 2020年7月16日。月经7月12日来潮，大便日解2次，水样便，今大便成形，无脱肛，倦怠，痛经较前减轻。舌脉如上。

方药： 补骨脂12g，益智仁12g，炮姜6g，五味子4g，赤石脂15g，党参15g，仙鹤草15g，络石藤15g，野荞麦根15g，湖广草15g，陈蚕豆10粒，7剂。

会诊十： 2020年7月23日。私下食冷饮后大便日解2次，或软。舌淡红，苔薄白，脉细。

方药： 中药守上方，加淡附片10g，诃子10g，7剂。

会诊十一： 2020年7月31日。大便正常，已可吃油食、肉类，多汗。舌脉如上。

方药： 中药守上方，淡附片加至12g，加芡实20g，7剂。

会诊十二： 2020年8月7日。月经8月7日来潮，无痛经，大便正常。现可吃肉类、油食、凉物等。舌淡红，苔薄白，脉细。

方药： 中药守7月16日方，炮姜改为9g，加淡附片12g，诃子10g，7剂。

【按语】患者貌似一派虚寒，其热从何辨证？从便血而得。故除选用温中健脾的附子理中汤加黄连之外，还佐以补虚清热

230

的脏连丸,或用燮理阴阳的乌梅丸。腹泻是本,脱肛是标,腹泻控制,脱肛自然痊愈。方中值得一提的是关键药物罂粟壳,具有很好的涩肠固便作用,唯药源稀少。此外在温州,仙鹤草(又称肾草)、络石藤(又称拉对叶肾)、野荞麦根(又称花麦肾)、湖广草(又称荔枝肾)均以"肾"命名,以说明其补肾功效,数"肾"药合用,具有益肾固肠作用,因为肾司二便。在温州民间,陈年蚕豆也有固肠作用。

肝着胸痛4天会诊案

王某,女,25岁。2019年12月因未避孕未孕1年于门诊就诊。

男方精检提示正常精子形态1.5%,活动精子49.4%,精子浓度254.5×10^6/mL,液化时间30分钟。男方已经应用中药、复合维生素及左卡尼汀治疗。

患者就诊时,卵泡发育欠佳,基础性激素及AMH均在正常范围,应用中药及来曲唑加促性腺素促排药物治疗后,规律监测排卵见优势卵泡排出但未孕,在优势卵泡排出未孕的第4个月,建议患者行输卵管碘油造影检查,报告单提示:双侧输卵管通畅。继续予以完善相关检查:不孕相关抗体、内分泌及免疫因素，均为阴性。继续监测排卵治疗均优势卵泡排出未孕。患者心急如焚，每每排卵后均有不自觉的紧张焦虑情况。患者虽然年纪轻，但是来自家庭和周围朋友的多方压力，一直让她和爱人非常苦恼，但是又不想进行辅助生殖助孕治疗。

经过认真整理患者近几个月病史发现：

2019年12月22日B超提示内膜10mmA，右侧卵泡排卵。

2020年1月23日B超提示内膜9mmA，右侧优势卵泡排出未孕。

2020年3月未监测整个月经周期。

2020年4月25日B超提示内膜9mmA，右侧优势卵泡排出未孕。

2020年6月1日B超提示内膜8mmB，左右各1优势卵泡排卵未孕。

2020年6月24日行X线造影：双侧输卵管通畅，盆腔内造影剂弥散良好。

2020年7月~10月患者予外院治疗，口服中药，未进行排卵监测。

2020年11月8日B超提示内膜10mm，右侧优势卵泡排出未孕。

进一步回顾患者病史，发现患者每次排卵均为右侧排卵，复习X线造影发现患者右侧输卵管虽然通畅，但是略有上举（患者多年前曾有阑尾炎手术病史），考虑右侧输卵管炎症可能，建议患者行灌肠理疗治疗。计划发现左侧优势卵泡，再进行跟踪监测，右侧优势卵泡予自然周期，不进行卵泡跟踪监测。

2020年12月，患者仍然右侧优势卵泡，放弃周期，行灌肠、物理治疗。

2021年1月6日患者应用来曲唑＋丽申宝治疗后，终于发现左右各1枚优势卵泡，继续监测B超，1月8日两侧优势卵泡排卵，之后予以黄体支持治疗，一枚左侧优势排卵使得本周期的治疗异常珍贵，因为在监测排卵治疗不孕的近一年里，这是第2次出现左侧卵巢排卵，患者及家属极为兴奋，对该周期抱有很大的期待。但不幸的事情发生，患者1月11日出现胸痛，呼吸时加重，偶有咽痒、咳嗽，无痰，无发热恶寒症状。患者曾有支气管炎及咽炎病史，当时建议服用清热化痰中药，症状无缓解，胸痛症状进行性加重，影响睡眠及生活，只要呼吸就会发生剧烈疼痛。1月14日建议患者转我院呼吸科就诊，呼吸科门诊医生体检提示右肺呼吸音低，左肺呼吸音清，未及啰音。考虑自发性气胸，建议CT检查。考虑本周期左侧优势卵泡排卵后第6天，患者拒绝CT检查。于是学生李某邀请我会诊。

会诊一： 2021年1月14日。胸痛4天，呈持续性，逐渐加重，深呼吸时尤重，喜按，不敢动，活动时有影响。便秘干结，一周解1~2次，偶有咽痒，咳嗽，无痰。吩咐做扩胸运动时无胸痛，按压胸骨时自觉舒服。舌淡红，苔花剥，脉细弦。

诊断： 肝着。

治疗： 活血化瘀，开阳利胸。

方药： 旋覆花汤合瓜蒌薤白白酒汤加减。

旋覆花10g，葱白6条，茜草15g，瓜蒌皮10g，薤白10g，延胡索10g，川楝子10g，桔梗6g，丝瓜络10g，4剂。

患者主诉： 当天晚上服药1次，胸痛明显好转；服药2剂后胸痛完全消失。

【按语】所谓"着"，是指病气留着不去，《金匮要略》有"肾着"与"肝着"之病，均以"着"字命名。"肝着"，是指病气留着于肝。什么病气留着于肝而不去？根据条文所提供的"常欲蹈其胸上""但欲饮热"，指向体内有瘀血停留。那么，"肝着"就是一种瘀血停留于肝不去的疾病。肝的部位在胸胁，瘀血停留胸胁，不通则痛，故肝着的症状一定是有胸胁疼痛的症状，只是张仲景没有指出而已，而旋覆花汤正是一张活血化瘀治疗胸胁疼痛的方剂，所以可以使用该方治疗肝着。

条文"欲蹈其胸上"的"蹈"字有点令人迷惑难解。"蹈"，踩也。欲蹈其胸上，即喜欢别人以脚踩其胸上，这只是仲景的一种形象、夸张说法，可以理解为其人胸部喜按，因为通过胸部的按压，可以帮助气血的流通，达到缓解胸部疼痛的目的。

这使我想起清代王清任《医林改错》中的一则医案："一女二十二岁，夜卧令仆妇坐于胸方睡，已经二年，余亦用此方（即指血府逐瘀汤），三副而愈。"其状与肝着颇有类同之处。

通过这则医案，得知"肝着"这种胸痛疾病，与现代医学随呼吸疼痛加重的肋间神经痛十分相似。严重的肋间神经痛有一种治疗方法，就是使用布带捆绑胸廓，以控制呼吸的深度，减少胸廓的舒缩，达到减轻疼痛的目的。其实这种捆绑胸廓的方法，与压住胸廓有异曲同工之妙。

运用条文治愈了一则病例，并获得临床的验证，更加深了对条文的理解。经方之妙，乐在其中。

肩周炎以手捧头疼痛15天会诊案

谢某，女，57岁。因"左肩关节疼痛伴活动障碍15天"，由其他医师介绍会诊。

会诊一： 2018年6月30日。患者15天前无明显诱因下出现左肩关节疼痛，逐渐加重，以致左臂无法抬举，唯有采取左前臂上举保持捧头姿势，疼痛方可缓解。因疼痛剧烈，无法入睡。6月19日于我院住院部予鼠神经生长因子针、依托考昔片、弥可保片、甘露醇针、地塞米松针、呋喃硫胺片、曲马多缓释片、乙哌立松片、氟比洛芬凝胶贴膏及中药活血治疗，效果欠佳。近两日头晕倦怠，纳寐可，便秘。既往有胆囊炎病史。舌淡红，苔薄白，脉弦缓。

中医诊断： 凝肩（痰湿阻络）。

西医诊断： 肩周炎。

治法： 攻逐痰湿，通络止痛。

方药： 指迷茯苓丸加味。

方药： 玄明粉10g（冲），茯苓12g，竹茹10g，枳壳10g，半夏12g，全蝎10g，地龙10g，丝瓜络10g，桑寄生15g，羌活10g，威灵仙10g，5剂。

会诊二： 2018年7月5日。服药1剂，水泻五六次，未敢再用玄明粉，左肩疼痛明显好转，连续3夜可以入睡。舌脉如上。

方药: 中药守上方, 去玄明粉, 加蕲蛇10g, 防己10g, 3剂。

会诊三: 2018年7月13日。左肩疼痛消失, 唯举臂困难, 嘱肢体锻炼。

2019年1月20日随访, 左肩疼痛未再复发, 之前曾经出现肌肉萎缩的现象, 也已经恢复。

【按语】指迷茯苓丸即《全生指迷方》的治痰茯苓丸, 是治疗痰湿阻络所致的筋络挛急, 臂痛难举的著名方剂。加用虫类和祛风通络药物, 疗效更胜一筹。

横纹肌溶解症会诊案

潘某, 女, 32岁。2019年1月17日因"双侧大腿酸痛3天, 尿色加深1天"来我院求诊。

患者3天前在健身房骑动感单车后出现双侧大腿肌肉酸痛, 1天前自觉大腿酸痛加重, 肌肉僵硬, 膝关节屈伸不利, 伴见尿色加深, 偏黯红色, 如酱油, 并尿量减少。

1月17日来我院门诊查血生化: 谷丙转氨酶162U/L (正常值9~50U/L), 谷草转氨酶628U/L (正常值15~40U/L), 肌酸激酶50161U/L（正常值50~310U/L），肌酸激酶同工酶404U/L（正常值0~25U/L），乳酸脱氢酶1078U/L（正常值120~250U/L），α-羟丁酸脱氢酶567U/L（正常值72~187U/L），肌酐66μmol/L（正常值57~97μmol/L）；尿常规：尿蛋白（++），尿隐血（+++），尿红细胞25/μL。拟诊"横纹肌溶解症"收住我院综合肾病科。入院后予静滴还原型谷胱甘肽针1.2g，异甘草酸镁针150mg，联合口服多烯磷脂酰胆碱胶囊护肝治疗，碳酸氢钠针125mL静滴碱化尿液，大剂量0.9%氯化钠针静滴扩容，当日补液量共1125mL；嘱患者频饮水，日出尿量约2000mL。

1月18日患者自觉双侧大腿酸痛略缓解，膝关节可弯曲至约135°，小便颜色较前转淡，尿量增加，大便偏稀。复查血生化：谷丙转氨酶243U/L，谷草转氨酶860U/L，肌酸激酶66162U/L，乳酸脱氢酶1327U/L，肌酸激酶同工酶3144U/L，α-羟丁酸脱氢酶737U/L，肌酐65μmol/L；尿常规：尿蛋白（++），尿隐血（+++），尿红细胞16/μL。治疗时加0.9%氯化钠针500mL静滴进一步扩容。当时请我会诊。

会诊一：病史如上。舌脉不详。

中医诊断：血淋（血热），痹证（湿热）。西医诊断：横纹肌溶解症。

治法： 清热凉血，活血止血。

方药： 四妙丸加味。

方药： 炒黄柏10g，苍术10g，牛膝12g，薏苡仁30g，白茅根50g，淡竹叶15g，海金沙15g，通草10g，六一散30g，石韦30g，车前子10g（包），琥珀6g（吞），3剂。

当日补液量共1625mL，尿量约4100mL。

1月19日患者觉双侧大腿酸痛进一步缓解，肌肉僵硬感明显缓解，膝关节能弯曲至90°，小便颜色转淡如洗肉水样，腹泻3次。查血生化：谷丙转氨酶350U/L，谷草转氨酶1146U/L，肌酸激酶80911U/L，乳酸脱氢酶1797U/L，肌酸激酶同工酶664U/L，α-羟丁酸脱氢酶974U/L，肌酐54μmol/L。改予静滴还原型谷胱甘肽针1.8g，异甘草酸镁针200mg，多烯磷脂酰胆碱针465mg静滴，进一步加强护肝治疗，加0.9%氯化钠250mL静滴加强扩容。当日补液量共2225mL，尿量约5300mL。

1月20日患者诉双侧大腿疼痛感已缓解，仍有酸无力，肌肉僵硬感进一步缓解，膝关节弯曲<90°，小便颜色继续转淡，腹泻2次；因饮水过多，自觉口淡纳欠佳。查血生化：谷草转氨酶1019U/L，肌酸激酶65376U/L，乳酸脱氢酶1434U/L，肌酸

激酶同工酶2640U/L，α-羟丁酸脱氢酶840U/L；肌红蛋白>3000ng/mL。当日补液量共2225mL，尿量约4600mL。

1月21日患者诉双侧大腿酸痛不明显，肌肉僵硬不明显，膝关节屈伸转利，小便颜色呈淡黄色，口淡、纳差。查血生化：谷草转氨酶659U/L，肌酸激酶34912U/L，乳酸脱氢酶762U/L，肌酸激酶同工酶238U/L，α-羟丁酸脱氢酶499U/L；尿常规：尿蛋白（-），尿隐血（±）。明起停多烯磷脂酰胆碱针及碳酸氢钠针，改予多烯磷脂酰胆碱胶囊口服，减少0.9%氯化钠补液。

会诊二：病史已悉。舌质稍淡，苔薄腻。

治法：温阳利湿，活血和胃。

方药：五苓散加减。

方药：白茅根30g，海金沙12g，茯苓皮50g，猪苓10g，泽泻12g，桂枝5g，苍术10g，厚朴10g，陈皮10g，琥珀5g（吞），通草6g，六一散15g，六神曲10g，4剂。

当日补液量共1975mL，尿量约4300mL。

1月23日患者诉双侧大腿已无酸痛，肌肉无僵硬感，膝关节屈伸自如，小便颜色如常，大便正常；口淡略缓解，纳可。复查血生化：谷丙转氨酶209U/L，谷草转氨酶169U/L，肌酸激酶5814U/L，乳酸脱氢酶271U/L，肌酸激酶同工酶64U/L，α-

羟丁酸脱氢酶208U/L。明起停0.9%氯化钠补液，嘱自行饮水。当日补液量共1500mL，尿量约3500mL。

1月25日患者诉口稍淡，二便如常，无明显其他不适。复查血生化：谷丙转氨酶133U/L，谷草转氨酶58U/L，肌酸激酶1520U/L，乳酸脱氢酶180U/L，肌酸激酶同工酶31U/L，α－羟丁酸脱氢酶151U/L；肌红蛋白195ng/mL；尿常规：尿蛋白（－），尿隐血（±）。患者目前病情稳定，当日出院，继续口服复方甘草酸苷片、多烯磷脂酰胆碱胶囊护肝治疗。

会诊三：病史已悉。舌质转淡红，苔薄白。

治法：清肝利湿，活血和胃。

方药：茵陈五苓散加味。

茵陈12g，茯苓皮30g，白术10g，泽泻12g，猪苓10g，桂枝6g，垂盆草15g，琥珀5g（吞），车前子10g（包），陈皮10g，半夏10g，六一散15g，7剂。

2月2日复诊，患者诉已无明显不适。复查血生化：谷丙转氨酶34U/L，谷草转氨酶24U/L，肌酸激酶263U/L，乳酸脱氢酶158U/L，肌酸激酶同工酶12U/L，α－羟丁酸脱氢酶127U/L，肌酐64μmol/L。各项指标均已下降至正常范围，病愈。停服中药，嘱继续口服复方甘草酸苷片、多烯磷脂酰胆碱胶囊，维持护肝治疗。

【按语】横纹肌溶解综合征是指一系列影响横纹肌细胞膜、膜通道及其能量供应的多种遗传性或获得性疾病导致的横纹肌损伤。细胞膜完整性改变，细胞内容物如肌红蛋白、肌酸激酶、小分子物质等漏出，多伴有急性肾功能衰竭及代谢紊乱。发病的原因是细胞膜完整性改变，细胞内容物如肌红蛋白等漏出。虽然这些病变人们肉眼不能发现，但仍可以归属于中医学的肌衄。该患者表现的症状是下肢肿胀疼痛和尿色改变，属于中医的湿热痹证和血淋，而防止急性肾功能衰竭，已成为治疗重点。横纹肌溶解综合征引起急性肾功能衰竭的机理是肌红蛋白对于肾脏的直接损伤，包括肾小管堵塞、小管氧化物损伤、肾缺血。因此，预防急性肾功能衰竭的治疗原则为利水化瘀，治疗湿热痹证的治疗原则是清利湿热。二诊时大腿肿痛好转，尿量甚多，尿色正常，有口淡、纳差、腹泻现象，改用温阳化气与和胃燥湿的治疗方法。三诊时纳便正常，肝功能损伤成为需要纠正的重点，改用茵陈五苓散加护肝的药物，以及利水活血的药物，总计用药14剂，转危为安。